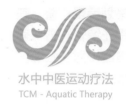

水中中医运动疗法
TCM - Aquatic Therapy

水中中医运动疗法

Traditional Chinese Medicine Aquatic Therapy

王晓军◎主编

国际水中康复协会中国分会

（IATA–CHINA）审定

北京体育大学出版社

策划编辑：曾　莉
责任编辑：曾　莉　仝杨杨
责任校对：张志富
版式设计：精彩视觉

图书在版编目（CIP）数据

水中中医运动疗法 / 王晓军主编. –– 北京：北京
体育大学出版社，2022.3
ISBN 978-7-5644-3631-5

Ⅰ.①水… Ⅱ.①王… Ⅲ.①中医疗法 – 运动疗法
Ⅳ.①R247.3

中国版本图书馆CIP数据核字(2022)第049899号

水中中医运动疗法
SHUIZHONG ZHONGYI YUNDONG LIAOFA

王晓军 主编

出版发行：北京体育大学出版社
地　　址：北京海淀区农大南路1号院2号楼2层办公B-212
邮　　编：100084
网　　址：http://cbs.bsu.edu.cn
发 行 部：010-62989320
邮 购 部：北京体育大学出版社读者服务部 010-62989432
印　　刷：河北盛世彩捷印刷有限公司
开　　本：787mm×1092mm　　　1/16
成品尺寸：185mm×260mm
印　　张：13.25
字　　数：240千字
版　　次：2022年3月第1版
印　　次：2022年3月第1次印刷
定　　价：55.00元

编委会

序一

我是中国第一批康复专业的医师，我任职的中日友好医院曾经拥有全球最高级的水疗设备，也曾引领了中国水疗的发展。遗憾的是，当时是20世纪80年代，社会各界对于康复的认识尚未成熟，又缺乏完善的人才培养体系和循证医学支撑，因此水疗的发展受阻。2015年后，水中运动治疗这一方法在国际上发展迅速，越来越多国家的医疗指南当中提到了水中运动治疗的优势。在这种趋势下，中日友好医院康复医学科建成了600平方米的水疗中心，治疗师和患者的反馈是令人振奋的。

当前，康复学向着多元化趋势发展。临床康复在欧洲以康复医学为主流，在亚洲则富含东方医学特色，我国的中西医结合康复医学，具有很大的潜力和发展空间。在康复理论与技术的发展竞争中，我们迫切地需要中国原创的研究。《水中中医运动疗法》一书，正是中西医相结合、多种医疗方法并重的创举。

水中中医运动疗法是一套系统性的创新方法，它是以物理治疗学、康复治疗学、运动疗法学为理论基础，结合中医学养生康复理念，将水和运动两大物理治疗元素有机融合，借助水的物理特性、水中运动的规律及其康养功效，汲取中医运动疗法的合理要素，以预防保健和康复治疗为主要目的的水中养生康复技术。

中国传统健身功法是中华文化的瑰宝，几千年来一直是中医的辅助治疗方式。与西医的物理治疗相比，传统功法的发展因缺少循证医学基础，因此在某种程度上受到限制。此次王晓军教授的原创研究将中国传统健身功法提升到了一个新的发展高度。

谢欲晓

中日友好医院康复医学科主任、教授

序 二

17年前，我曾因为压力太大导致严重的、莫名其妙的肌肉疼痛，当时的医疗理念和认知水平并不能清晰地诊断这到底是一种什么疾病（现在看来应该是纤维肌痛症）。持续的疼痛让我苦不堪言，更痛苦的是，作为一名医生，我竟然无法诊断和治疗自己的疾病，这让我感到很沮丧。一个偶然的机会我开始学习游泳，水的力量让我的身心状态有了大幅度的提升，而且在不知不觉中，严重的疼痛不治而愈。

适逢国际水中康复协会中国分会（IATA-CHINA）张婷秘书长邀我为王晓军教授的《水中中医运动疗法》写序，我带着一种探寻治愈自己疼痛机制的好奇心，如饥似渴地学习了这本书，并在书中找到了我想要的答案。

本书详细解介绍如何利用水的物理特性，结合中医古老的运动养生技法，创编的水中运动康复理论与技术。这种独具特色的水中中医运动疗法可以用于养生保健或多种慢性疾病的康复治疗。

这本书开阔了我的思路，让我强烈感觉到如果能让生命回归到自然，在科学指导和安全保障前提下，在自然之水的环绕中实施康复和训练，这个过程应该是更加符合自然规律的康复之路，也应该是一条通往健康之路。水作为康复手段的载体，有着其他康复手段无法比拟的天然优势。在专业康复师的指导下，结合了中医理论的水中康复技术，为多种慢性疾病患者的康复带来了新的思路和希望。

非常感谢王晓军教授和我们分享他宝贵的实践经验和扎实的水疗康复理论与技法，这本书不仅仅是带给患者和医者的一种安全有效的创新的康复技术，更是带给人们战胜疾病、重新获得掌控生活的信心和勇气的最好礼物！

王春雪
首都医科大学附属北京天坛医院神经内科主任、教授、博士生导师最近十多年，我主持或参加了十余场全球最高级别的温泉医学和温泉康养行业年会和学术会议，深刻地认识到了中国温泉医学与世界温泉医学的巨大差距。这种差距最突出的体现就是缺乏技术上的原创性，更缺乏技术创新成果的转化和传播能力，在国际上几乎没有技术和学术上的话语权。在这种时候，我感觉特别、特别难受，我在内心强烈地呼唤下一次会上能有机会发表来自国人的原创性技术和学术成果。

直到不久前，国际水中康复协会中国分会（IATA-CHINA）秘书长张婷女士发来《水中中医运动疗法》的书稿并邀我作序时，我才看到了期待已久的中国原创！

中国是最早应用运动疗法的国家，其历史悠久，源远流长，史料详实，内容极其丰富，而且独具特色，康养效果显著，曾为中华民族的健康和繁衍昌盛做出过不朽贡献。王晓军教授在继承前人成果的基础上，结合自己30多年的教学和科研成果，首次在国内外提出并界定了"中医运动处方"理论与方法体系，并出版专著《中医运动处方理论及其治疗个案研究》。其还曾多次受邀于中央电视台、北京电视台等宣讲中华传统运动康养知识，并远赴美国、加拿大、德国、西班牙、意大利、比利时、俄罗斯、澳大利亚、新西兰、日本等几十个国家传播中医运动疗法知识。基于其在中医学与运动疗法方面的知识储备，相信其与国际水中康复协会的合作研发一定会取得圆满成功。

我国自20世纪50年代初从苏联引进温泉疗养体系后，目前已建成运营的3000多家温泉设施（包括温泉疗养院），还没有一家能够提供系统完善的水中运动疗法服务。适逢中国温泉旅游行业从休闲娱乐为主体功能的发展模式向休闲娱乐与温泉康养并重的新模式转型之际，温泉如何与中医结合成为最热门的话题和着力点。但遗憾的是，迄今还没有出现非常成功的样板和模式。水中中医运动疗法的横空出世，可以说为中国的温泉旅游行业转型发展带来了福音。我希望尽早实现康复医疗行业与温泉行业的合作，更愿意成为合作的先行先试者。

王捷

亚太温泉与气候养生旅游研究院院长

国际公认，中国是世界上最早应用运动疗法的国家。中医运动疗法是中医学的重要组成部分，大家熟知的中医谚语"一导二砭三针四灸五汤药"中的"一导"指的就是运动疗法，它是在未病先防理念指导下形成的预防保健和防治疾病的实践技术，是中医学防治疾病的重要手段。

科学的探索总是永无止境的，水中中医运动疗法就是在继承中医运动疗法成功经验基础上的新尝试，以期在预防保健和防治疾病方面进行有益的探索。

水中中医运动疗法是以物理治疗学、康复治疗学、运动疗法学为理论基础，结合中医学养生康复理念，将水和运动两大物理治疗元素有机融，借助水的物理特性、水中运动的规律及其康养功效，汲取中医运动疗法的合理要素，以预防保健和康复治疗为主要目的的水中养生康复运动技术。

从学科属性看，水中中医运动疗法属于运动康复范畴。因此，运动康复的基本理论也是水中中医运动疗法遵循的理论基础。除此之外，水中中医运动疗法还包含了中医学的养生康复理论。在服务人群上，水中中医运动疗法既可以作为患病人群康复治疗和功能恢复的技术手段，又可以为健康人群或亚健康人群进行预防保健、娱乐身心之用。在技术方法上，水中中医运动疗法突出体现中医运动疗法的特色。

医学院校《运动疗法技术学》中明确指出："运动疗法是根据伤病的情况，为达到预防、治疗及康复的目的而专门编排的体操运动及功能练习……对运动器官损伤、手术后、瘫痪等患者的运动器官功能恢复具有良好的作用，也可用于某些脏器疾患如冠心病等的康复治疗。"水中中医运动疗法作为运动疗法的组成部分，不仅可以在改善关节、肌肉、韧带、筋膜的状态，提高人体协调性和平衡能力，增强核心区稳定性，提高心肺功能等方面发挥重要作用，也可以在治疗和康复临床方面做出贡献。在遵循运动疗法基本规律前提下经常练习水中中医运动疗法，不仅可以改善习练者的身体柔韧性、肌肉力量和平衡能力，增强体质，预防跌倒，美体塑形，培养气质，起到预防保健和娱乐身心的作用，而且对预防或治疗高血压、糖尿病、冠心病、帕金森病、胃肠疾病、颈肩痛、腰腿痛、失眠等病症亦具有一定效果。

而且，如果能够在温泉等水环境中练习水中中医运动疗法，其减肥、排毒、塑形的效果会更快显现。现代不良生活方式，如久坐少动、缺乏运动、高热量饮食等，很容易造成肌肉、筋膜、关节囊僵硬，身体肥胖和毒素在体内大量堆积等后果。水中中医运动疗法不仅可以帮助练习者快速提高身体的柔韧性、协调性和平衡性，加速体内新陈代谢，起到减肥、排毒的良好作用，而且还可以改变弓腰驼背等不良身体姿态，起到美体塑形的功效，对于改善自身形象和提升自信心亦具有重要作用。

本书的编写原则是围绕水中运动康复的目标，理论与实践紧密结合，突出实践技能的培养；既借鉴和汲取运动康复的理论和实践经验，又体现和反映中医运动疗法特色；培养具有创新性和实践能力的水中运动康复应用型人才。

本书共分六章，系统介绍水中中医运动疗法技术的基本理论和实用技术，分别就水中中医运动疗法概论、水中中医运动疗法基本知识、关节与肌肉柔韧性训练技术、平衡协调性训练技术、肌力力量与耐力训练技术、心肺功能训练技术等进行图文并茂的阐述。

本书的编写紧密结合运动康复理论和中医学养生康复理念，重点筛选了中医运动疗法中比较成熟、合理、实用的运动技术，以求为水中运动康复提供更多可供借鉴的技术方法。本书既可供健康人群和康复患者使用，也可作为水中康复治疗师、队医、体育教师和教练员的参考资料。

在本书即将付梓之际，真诚地感谢国际水中康复协会中国分会（IATA-CHINA）张婷秘书长、匡禹董事长以及解放军总医院京中医疗区全科医学科张春斐主任给予的鼎力支持；真诚地感谢中日友好医院康复科谢欲晓主任、中国康复医院物理治疗专家刘建华教授、首都医科大学附属北京天坛医院神经内科王春雪主任医师、北京体育大学运动医学与康复学院倪国新院长等医学专家给予的学术指导；真诚地感谢北京和睦家康复医院提供的国际一流的康复水疗环境，为水中中医运动疗法的研发和实证提供了不可或缺的水中实践条件；真诚地感谢中国旅游协会温泉旅游分会副会长、重庆箱根温泉集团董事长王捷先生对水中中医运动疗法的全情支持和慷慨资助；真诚地感谢北京体育大学运动与健康研究院刘卉院长为水中中医运动疗法提供的循证医学实证思路与国际一流的科研器材；感谢刘慧杰、黄雪桐、孙钰凡、赵珊珊、张卓琳、齐欢欢、彭聪瑶、张妍等人为本书所付出的辛勤劳动；真诚地感恩所有给予本书帮助的人们！

由于本书是对水中中医运动疗法的初步探索，不当之处在所难免，因个别动作速度较快，不易抓拍，故未配图，恳请大家批评指正，以便在后续的修订中不断修改完善。

王晓军于颐心斋

2021年立春日

序 一

序 二

序 三

前 言

➔ 第一章

水中中医运动疗法概论

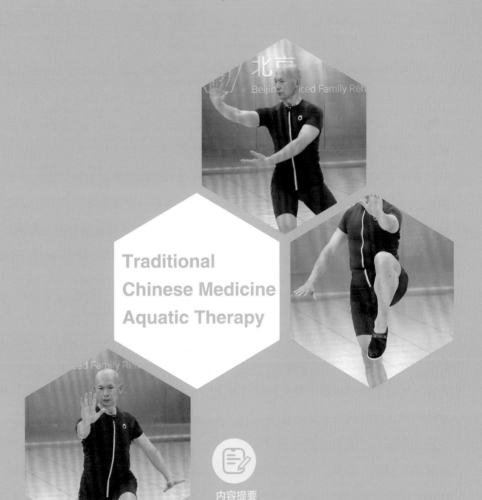

**Traditional
Chinese Medicine
Aquatic Therapy**

内容提要

本章将简要介绍水中中医运动疗法的概念、溯源、技术特征等基本知识，使习练者理解和掌握水中中医运动疗法实施的基本原则、形式、禁忌证和注意事项。

第一节
水中中医运动疗法概念

　　水中中医运动疗法是在遵循物理治疗学、康复治疗学、运动疗法学理论基础上，结合中医学养生康复理念，将水和运动两大物理治疗元素有机融合为一体，借助水的物理特性、水中运动规律及其康养功效，汲取中医运动疗法的合理要素，以预防保健和康复治疗为主要目的的水中养生康复运动技术。

　　水中中医运动疗法始终秉持意识引导、呼吸调节和形体运动有机结合的整体运动模式。在"意动形随，意为先导"的运动原则指导下，要求形体运动是在意识主动引导下的随意运动，并配合特定的腹式呼吸方法；强调"动息相依，息领形随"，要求形体运动要在呼吸引导下进行，动作的快慢要紧随呼吸的频率而加以调整。水中中医运动疗法强调意念（调心）、呼吸（调息）、动作（调身）有机融合的三调合一原则，充分保留着传统医学最具特色、最基本和科学合理的运动康养原则。

　　单就水中中医运动疗法的运动技术而言，水中中医运动疗法是一种注重姿势对称练习、上肢运动与下肢运动协调配合、四肢运动与躯干运动融为一体的全身运动方式。相较于运动康复中常见的针对单关节、单独肌肉群的柔韧性和力量训练模式，水中中医运动疗法更强调的是多关节、多肌肉群参与的全范围复合运动模式。例如，左右云手练习，既有双侧肩关节内收、外展、内旋、外旋的动作，又有双侧肘关节和腕关节屈曲、伸展、内旋、外旋的动作，同时还要求配合躯干的左右旋转。正是因为水中中医运动疗法的这一技术要求，所以水中中医运动疗法的动作看起来如行云流水一般绵绵不断。

　　依据功能和作用不同，水中中医运动疗法既可用于康复治疗又可用于预防保健。康复治疗性水中中医运动疗法主要以不同疾病的治疗和功能障碍恢复为主要目的。预防保健性水中中医运动疗法主要以改善体质、增进健康、预防疾病、愉悦身心为主要目的。

　　但无论是康复治疗性水中中医运动疗法还是预防保健性水中中医运动疗法，都是在充分汲取武术功法、太极拳和气功等中医运动疗法技术精髓的基础上，结合水环境特点，遵循水中运动规律，既保留了中医运动疗法的原有技术，又有经过改进完善的新技术。其运动技术既有针对不同部位、不同练习目的的单式练习技术，又有针对全身性、身心整体调理目的的复合套路技术；但无论是单式练习，还是复合套路练习，都始终秉持意念（调心）、呼吸（调息）、动作（调身）有机融合的三调合一原则，此外，水中中医运动疗法既包含定势的静态技术，也包含连贯流畅的动态技术。

正是由于以上特点，水中中医运动疗法既可以作为患病人群病后、术后康复和功能恢复可供选择的技术手段，又可以供健康人群或体质虚弱者进行养生保健锻炼使用。

第二节
水中中医运动疗法溯源

中医运动疗法在中国有着悠久的历史，史料翔实，内容丰富，独具特色，在预防保健和防治疾病方面效果显著，这为水中中医运动疗法的产生奠定了基础并提供了丰富的素材。

纵观历史，早在先秦时期就有用运动手段治疗疾病的理念及方法的明确记载。例如，《吕氏春秋》依据"流水不腐，户枢不蠹，动也。形气亦然，形不动则精不流，精不流则气郁"这一原理，首次提出了"动以养生"的理念。换句话说，要使精气畅流，就要运动身体，只有坚持锻炼，才能精流郁解，病不得生。这种运动祛病健身的观点，对后世的各种运动养生产生了重要的影响。同时，该书还记载了以"运动手段"治疗"痹症"的运动疗法，如《吕氏春秋·仲夏纪·古乐》记载："昔陶唐氏之始，阴多滞伏而湛积，水道壅塞，不行其原，民气郁阏而滞著，筋骨瑟缩不达，故作为舞以宣导之。"

最为可贵的是，在中医经典著作《黄帝内经》中已有运动疗法用于临床治疗的明确记载。如《黄帝内经·素问·异法方宜论》中记载："……其病多萎厥寒热，其治宜导引按跷。"导引按跷指的就是形体运动、呼吸锻炼和按摩推拿，是典型的运动疗法。《黄帝内经·素问·血气形志》中说："形苦志乐，病生于筋，治之以熨引。"此处的熨引指的是熨法（热疗）和导引术（形体运动和呼吸锻炼）。《黄帝内经·素问·奇病论》中还提出了采用导引运动配合中药治疗"息积"等病症，"息积"类似于现代医学的肺气肿等肺部疾病。《黄帝内经·灵枢·病传》中又提到"导引、行气、跷摩"等治疗方法，均与现代所说的运动疗法相同。尤为重要的是，《黄帝内经·素问》曾详细记载的关于治疗"肾病"的运动疗法"肾有久病者，可以寅时面向南，静神不乱思，闭气不息七遍，以引颈咽气吞之，如咽甚硬物，如此七遍，饵舌下津令无数"，较为具体地介绍了治疗"肾病"的运动方式、运动时间、运动次数、运动时辰与方位选择等。

西汉时期的《导引图》描绘了44种导引术式，其中标明专门用于治疗疾病的就有10种，如"引聋""引烦""引温病""引髀痛""引漆痛""引项"等。同属于西汉时期的《引书》更为翔实地记载了针对不同病症的45个运动处方，这些运动处方的设计并不是表面的"头痛医头，脚痛医脚"，而多是以主治该病的经络循行路径为依据的。

五禽戏是东汉名医华佗根据古代导引、吐纳之术，仿效虎、鹿、熊、猿、鸟的活动特点，并结合中医脏腑理论、经络学说所创编而成的一套养生保健功法，又称为华佗五禽戏，传承至今，效果显著，社会影响极大。五禽戏是一套"仿生式"导引法，共有25个动作，分别针对肝、肾、脾、心、肺五脏系统进行锻炼，以求抻筋拔骨、疏通经络、调畅气血、身心兼养，达到强身健体、防治疾病、延年益寿的目的。

至隋代，中医运动疗法理论与实践方面有了进一步发展。其中，具有典型代表性的是隋太医巢元方等著名医家所著的《诸病源候论》。书中根据疾病症候特点将疾病划分为110个症候群，并对每一个症候群有针对性地提出了辅助治疗的"养生方导引法"，即运动疗法。例如，书中详细记载了关于治疗"腰痛"的运动疗法：以导引法治疗腰痛，可以大绳索悬一板，离地1尺，两脚踏于板上，两手紧握绳索，将足向后伸，将胸向前俯，成伏卧势，尽力为之，3次为止。然后去悬板伏卧于席上，以足抵住墙壁，将小腹及股膝固着于席上，两手按席，向上突起，将头及胸部稍举起，尽力牵引腹部，使之达到极点后，再徐徐伸直，如此连做3次为止。最后尽力将臀部向上提起，使之达到极点为止，如此亦连做3次为止。此运动疗法的基本原理为："腰为肾之府"，通过对腰部的运动刺激而达到活血行气的目的，有助于增补肾气，消除瘀滞，有利于疏通足少阴络脉和督脉，使气机通畅而消除腰痛。

六字诀，又名六字诀养生法，是我国古代流传下来的主要用呼吸调节锻炼进行养生保健、防治疾病的方法。六字诀最早正式记载于南朝陶弘景的《养性延命录》一书中，距今约有1500年历史，但详细对该功法进行阐述的是唐代名医孙思邈。古人在长期从事养生、医疗的实践中，逐渐总结出配合嘘、呵、呼、呬、吹、嘻六字发音进行呼吸训练的方法，可以对应调节肝、心、脾、肺、肾和三焦的脏腑功能，防治各脏腑对应的常见疾病。如嘘字诀锻炼，不仅可以提高肝、胆的脏腑机能，而且可以对应防治头痛、头晕目眩、两眼红肿、两肋胀满、肝区疼痛以及慢性肝炎或肝硬化等病症。六字诀通过充分诱发和调动脏腑的潜在能力来抵抗疾病的侵袭，延缓身心衰老，防治疾病。

早在宋代就出现了八段锦，八段锦是我国古代流传最广的导引术之一，对导引术发展影响极大。它是古人在遵循中医养生思想和人体生理学理论的前提下，形成的以形体运动、呼吸调整、意念引导三者合一的健身养生之法。该功法的一个突出特点就是将运动技术与运动功效有机融合，运动锻炼的针对性很强。例如，第一式"两手托天理三焦"，两手十指交叉，直臂上举，似两手托天，具有调理三焦功能的作用。第二式"左右开弓似射雕"，两臂左右一推一拉，犹如弯弓射雕，具有调理肝、肺功能的作用。第三式"调理脾胃需单举"，一侧手臂上举，另一侧手臂下按，具有调理脾胃功能的作用。第四式"五劳七伤往后瞧"，两臂直臂外旋，转颈后视，既可以调理五种劳损现象（一种解释是心、肝、脾、肺、肾五脏的劳损；另一种解释是久行伤筋、久立伤骨，久坐伤肉，久卧伤气，久视伤血），又可以调理因怒、喜、思、悲、恐、忧、惊七种不良情绪过度引起的心理失衡。第五式"摇头摆尾祛心火"，旋腰转脊，摇头摆尾，通过强腰固肾来达到清心降火的健身功效。第六式"两手攀足固肾腰"，两腿伸直，躯干前俯，两手摸脚，具有疏通肾经、增强肾功能的作用。第七式"攒拳怒目增气力"，用力握拳前伸，瞪眼怒目，旋腕握拳，具有疏肝理气和强筋壮力的作用。第八式"背后七颠百病消"，两脚提踵站立，震脚颠荡，具有调理全身气机、舒缓身心和预防疾病的作用。由此可见，八段锦就是一套完整的通过外在肢体导引、呼吸吐纳和意念活动来增强脏腑机能、养生保健和防治疾病的运动疗法。

成书于明朝之前的《陈希夷二十四节气导引坐功图势》，是依据一年四季中二十四个节气的物候特点对人体生理、病理的影响规律，依据中医经络学说、病因病机理论创编而成的24个坐式练功方法，并分别记载了每一个节气运动的原理、功法技术以及对症治疗的疾病种类。文字在前，图像在后，记载明确。例如"小满四月中节坐功图"，其文字为"运：主少阳三气，时：配手厥阴心包络风木。坐功：每日寅、卯时，正坐，一手举托、一手拄按，左右各三五度，扣齿，吐纳，咽津。治病：肺腑蕴滞邪毒，胸胁支满，心中憺憺大动，面赤鼻赤，目黄，心烦作痛，掌中热，诸痛。"

易筋经是明代流传下来的健身养生功法，它源于中国古代导引术，是一套抻筋拔骨、易筋壮骨的功法。易筋经共有十二个动作，分别是韦陀献杵第一势、韦陀献杵第二势、韦陀献杵第三势、摘星换斗势、倒拽九牛尾势、出爪亮翅势、九鬼拔马刀势、三盘落地势、青龙探爪势、卧虎扑食势、打躬势、掉尾势。该功法主要通过上肢、躯干、下肢的屈伸、抻展、螺旋缠绕等技术练习，牵拉刺激全身各部位的肌肉、肌腱、韧带、关节囊及筋膜等结缔组织，提高软组织的柔韧性和灵活性，促进活动部位的气血循环和新陈代谢，促进关节润滑液分泌，增加骨密度，提高骨骼、肌肉、肌腱、关节囊的活动功能，达到强身健体的目的。

成熟于明末清初的太极拳，其锻炼的目的除了注重攻防技击、防身自卫之外，更强调强身健体、健康长寿。例如，被太极拳界奉为圭臬的《太极拳论》，其对太极拳基本理论、技术特征、运动方法、运动目的的诠释至今仍然被太极拳练习者奉为经典。在穷究太极拳练习的终极目的和价值所在时，该经典给出了这样的答案："详推用意终何在，益寿延年不老春。"换句通俗的语言来表达，就是说太极拳锻炼的最终目的是修身养性、益寿延年。

直至今天，国内外学者继续着中医运动疗法的研究和探索，积累了越来越多的理论成果和实践经验，进一步丰富和发展了中医运动疗法。例如，20世纪50年代，北戴河气功疗养院的刘贵珍大夫按照中医理论指导，将太极拳和内养功、强壮功等气功方法广泛用于高血压、冠心病、糖尿病等疾病的预防和干预治疗，并运用处方的形式探索对癌症的治疗康复干预，取得了显著效果。

中医体质学是中医学的重要组成部分，它将体质分为平和质、气虚质、阳虚质、阴虚质、痰湿质、湿热质、血瘀质、气郁质和特禀质九种。中医临床研究发现，某些疾病与九种体质具有密切相关性。例如，高脂血症、原发性高血压、冠心病、糖尿病、脑卒中、肥胖症等疾病与痰湿质密切相关；慢性前列腺炎患者的体质类型以湿热质、气郁质多见；类风湿关节炎患者一般有对风、寒、湿等邪气易感的体质；溃疡性结肠炎患者常常具有对情志易变的体质等。

中医体质学创始人王琦教授认为人类体质存在可变性和可调性，运动疗法就是一种有效干预方法。他指出："运动养生同样要从实际出发，因人而异，区别对待，根据个体的体质特征、体力基础、技术水平、年龄性别、个性爱好以及心理素质等个人特点，来确定相应的运动内容、手段、方法和强度，才能有的放矢，使锻炼计划更有针对性，体现辨体施功的养生思想。只有因人而异，内练精神、脏腑、气血，外练经脉、筋骨、四肢，使内外和谐，气血周流，才能获得健康效益，改善体质，达到延年益寿、有效防治疾病的目的。"相关研究还发现，中医运动疗法应该动静结合，动中有静，静中有动，动静之主次与多少应视每个人的具体体质而定，如痰湿质者宜多动，气虚质者宜多静。

进入21世纪，太极拳和气功等传统运动方法得到了全世界的青睐。有资料显示，目前已有150多个国家和地区开展太极拳活动，有70多个国家和地区建立了太极拳官方组织，习练人数超过1.5亿，被誉为"世界第一运动"。同时，大量的科学实证研究发现太极拳和气功属于中小运动强度的有氧运动，坚持锻炼不仅有利于提高心肺功能，改善关节和肌肉柔韧性，增强肌肉力量和耐力，提高人体平衡性和协调性，而且对于非传染性慢性疾病，如高血压、糖尿病、冠心病、帕金森病早期、消化不良、便秘、失眠、抑郁症、颈肩痛、腰腿痛等亦具有一定的防治效果。

综上所述，中医运动疗法在预防保健和防治疾病方面所积累的丰富经验和技术成果，为水中中医运动疗法的产生提供了丰富的素材和可资借鉴的经验。

追本溯源，古代导引术、太极拳、气功等中医运动疗法在创立之初便是为了养生、医疗而设，其目的就是增进健康、防治疾病、益寿延年，现代科研成果也充分证实了这一点，这为水中中医运动疗法的产生奠定了坚实的基础。

国内外大量理论与实证研究发现，古代导引术、太极拳、气功等中医运动疗法对于增进健康、防治非传染性慢性疾病具有一定功效。国内自20世纪80年代就已开始了广泛探索，并取得了丰富成果。国外亦进行了大量研究，其研究成果广泛见诸学术著作和专业期刊中。例如，哈佛大学医学院医学博士彼得·M. 韦恩（Peter M.Wayne）在他的专著 Harward Medical School Guide to Tai Chi 中总结了太极拳的十大功能，并详细综述了太极拳在生理学、心理学、社会学、医学等不同领域的研究成果。由 Fuzhong Li 博士研究撰写的 Tai Chi and Postural Stability in Patients with

Parkinson's Disease 充分肯定了中医运动疗法的科学性。

大量研究发现，中医运动疗法在促进身心健康方面具有以下主要作用。

一、对免疫系统的主要作用

中医运动疗法大多属于中等强度的有氧运动，对提高机体机能效果显著。例如，中医运动疗法对骨髓、脾和淋巴结等造血器官是一种良性刺激，可促进体内红细胞生成素和白细胞刺激因子分泌，加速红细胞和血红蛋白生成与成熟，从而使血液循环系统出现积极性的生理适应变化。

二、对神经系统的主要作用

中医运动疗法意动形随的运动模式是典型的神经—肌肉反射，可有效增强中枢神经系统与本体感觉器官、平衡器官、视觉器官、运动器官的联系与协调作用，从而改善人体协调性和平衡能力；可使大脑皮质神经细胞的兴奋与抑制不断得到调节，从而保护大脑皮层；可使自主神经调节功能得到改善，使交感神经和副交感神经的兴奋与抑制的相互转换增强，从而提高脏腑生理机能；对于改善帕金森病人的平衡能力具有重要作用。

三、对内分泌系统的主要作用

中医运动疗法可提高垂体代谢能力，改善神经内分泌的调节机能，可增强内分泌腺体功能，从而对增强体质、延缓衰老起到积极作用；对于高脂血症、糖尿病等疾病的预防和康复具有一定功效。

四、对心血管系统的主要作用

中医运动疗法可增强心肌力量，提高心脏泵血能力，改善心肌血液供应，有效增加回心血量，从而促进心脏机能改善。此外，锻炼可使血管调节能力显著提高，降低血液黏度，减小循环系统外周阻力，改善血脂代谢，降低动脉粥样硬化风险，提高血氧饱和度，增强机体抗氧化能力，对于防治高血压、冠心病等心血管系统疾病具有一定效果。

五、对呼吸系统的主要作用

中医运动疗法可加大横膈膜的升降幅度和胸廓的开合，从而有效提高呼吸肌力量，增强肺组织弹性，提高肺泡通气量，改善肺换气能力，提高气体交换效率，增强机体的有氧代谢机能，对于改善肺机能、防治慢性阻塞性肺疾病等呼吸系统疾病具有重要意义。

六、对消化系统的主要作用

中医运动疗法可加强胃肠的蠕动能力，促进胃、肠、肝、胆、胰脏分泌消化液的功能，提高机体的消化、吸收和排泄等代谢能力，对于食欲不振、便秘等消化系统疾病具有一定的康养功效。

七、对运动系统的主要作用

中医运动疗法强调屈伸抻展、螺旋缠绕、转关动节，通过四肢与躯干柔和缓慢、张弛有度的拧转、屈伸、抻展动作，可使周身的肌肉、肌腱、韧带得到充分的舒张锻炼，使肌肉均匀丰满、柔韧而富有弹性，提高核心力量，增强关节的柔韧性、灵活性和稳定性，改善平衡能力，提高骨密度，对于防治骨质疏松症和预防跌倒具有重要意义。

八、对心理调适的主要作用

中医运动疗法可使身心放松，精神愉悦，从而缓解焦虑、抑郁等不良心理情绪，改善人际关系，释放心理压力，对于提高心理健康水平和社会适应能力具有显著作用。

他山之石可以攻玉，水中中医运动疗法是在汲取中医运动疗法精华基础上的一次创新和发展。鉴于运动环境的改变，水中中医运动疗法必须依据水的物理特性，遵循水中运动的特殊规律，依据水中练习的不同目的和要求，对中医运动疗法原有的技术进行适应性改造，以适应水中运动康复需要。

国际上水中康复在临床实践和基础理论研究方面所积累的经验和科研成果，为水中中医运动疗法提供了值得借鉴的理论与方法基础。

在水中康复方面，国际上已积累了大量科研成果。例如，由于静水压力的存在，当人体浸入水中时，四肢静脉血管和淋巴管以及腹腔、胸腔静脉末梢部的内压均升高，有利于促进血液和淋巴液的回流，右心房压力升高，引起体内的体液再分配，胸膜表面压力上升，胸壁压缩，横膈膜向上移动。利用静水压力进行训练，可以提高呼吸肌力量，对于淋巴淤积、浮肿、肢体肿胀等亦具有良好的治疗作用。

当一个人的耻骨联合浸入水中时，能有效减轻人体40%的体重；浸入到肚脐时，可以减轻约50%的体重；浸入到剑突时，可以减轻60%甚至更多。利用这一特性，浮力就成为很好的理疗工具，可以帮助类风湿性关节炎或肥胖患者实施在陆上无法完成的康复训练。

研究发现，水环境对于心血管系统的影响很大。例如，当身体浸入水中至锁骨时，心输出量每分钟增加约1500毫升，其中50%都是用于增加肌肉血流量。越来越多的研究都赞成用水环境进行心肌梗死和心肌缺血患者的康复。

水中运动学者已经对关节炎和纤维肌痛患者做了大量的个体研究，表明水中锻炼可以改善关节灵活性和减轻疼痛。水中运动还可以有效改善老年个体的平衡性与协调性，预防老年人摔倒。此外，许多研究已经表明水疗在降低焦虑分数、增加幸福感的能力等方面，等于或者优于陆上运动。以上科研成果为水中中医运动疗法提供了重要的理论依据。

水的物理特性有其独特的优势，为水中中医运动疗法提供了良好的条件。

首先，水的浮力作用可以减轻下肢负重，有利于减轻下肢关节的压力和磨损。研究发现，人在浸入水中达肚脐高度时，下肢负重可减轻50%；人在浸入水中达胸部剑突高度时，下肢负重可减轻60%。

水的这一物理特性，为那些不便于陆上运动的人提供了可能性。比如，对于骨性关节炎或肥胖的人来说，由于陆上运动会造成膝关节的过度负重，甚至引起疼痛，因此会造成他们的心理障碍，甚至产生对运动的抵抗情绪，而水中运动就可以减轻甚至规避这些风险。

其次，水的压力可以增强肢体末端的静脉和淋巴回流，有利于减轻心脏负担，提高血液循环功能。

再次，水的黏滞性可以增强人体对自身平衡能力的控制，减少跌倒风险，有利于特殊人群放松精神，克服运动恐惧。

同时，水的阻力作用以及涡流的拖拽作用可以用来进行抗阻练习，有利于提高肌肉力量和肌肉耐力，对身体也会产生良好的按摩效果。

此外，水的温差效应还可以促进人体气血循环，有利于醒脑提神，缓解紧张情绪，提高皮肤弹性，松解软组织粘连，缓解疼痛症状等。

水中中医运动疗法将充分利用水环境的物理特性，融合太极拳、气功等独特的传统运动方式和技术要素，构建科学有效的水中康养方法。

从医学整体观考量，纵观目前的水中康复干预手段，如果能将形体运动、呼吸调节和意念引导等身心合一的整体干预手段和方法运用于水中康复，不失为一种有益的探索，而中医传统运动在此方面具有一定优势。

随着人类对健康的认识不断深入，医学模式也在悄然发生变化，人们越来越认识到健康的保持乃至疾病的康复，都离不开身体与心理的有机融合。

目前，在水中康复干预手段方面，主要以 Halliwick、BRRM、Watsu 和 Ai Chi 四大技术体系为主，它们为水中康复的发展提供了丰富且有成效的贡献，为无数患者带来了福音。但是，就四大体系的各自特点来看，它们虽具有自己的独到之处，但也存在一定缺失。譬如在主动运动方面主要强调以形体运动为主，缺乏身心合一的干预方法和手段，从而影响了水中运动最佳效应的发挥。因此，如果能找到一种在意念的有意识调节下，将形体运动与呼吸锻炼有机融合在一起的干预方法，且该方法还能有效提高受众的锻炼兴趣和依从性将对其大有裨益，而水中中医运动疗法在此方面恰好具有独特优势。

中医运动疗法是在整体观念和辨证论治医学理念指导下的产物，特别强调身心合一的运动方法，水中中医运动疗法将充分发挥这一传统医学优势，以期为水中康复提供一种新理念和新方法。

第三节
水中中医运动疗法技术特征

水中中医运动疗法在充分汲取和借鉴中医运动疗法精华的基础上，结合水环境特点，形成以下主要技术特征。

一、身心兼修

身心兼修是中医运动疗法的重要特征，它强调运动养生康复不仅要注重对筋、骨、皮、肉、五脏六腑等有形物质的锻炼，亦强调精神意识和心理情绪的调节，只有在排除杂念、注意力集中、心理完全放松的状态下进行形体锻炼才能达到最佳运动养生康复效果。中医运动疗法的这一理念，与世界卫生组织提出的人类健康四大基石理论不谋而合。

水中中医运动疗法遵循这一理念，在运动方式上突出体现内外合一、形神兼备的整体运动观。例如，脊柱关节训练技术——迎风摆柳，既有躯干左右侧屈训练，增加椎体关节柔韧性，增大活动度，提高竖棘肌、肋间肌力量，又有呼吸调节，更有意念导引，意想自己的身体犹如随风摇曳的垂柳一样舒展飘逸。同时，利用左右侧屈训练，通过经络信息传递通路，可起到疏肝理气、提高肝胆功能的内养作用。由此不难看出，迎风摆柳技术不仅可以锻炼形体，还可以引导精神放松，缓解大脑皮层紧张程度，促进交感神经与副交感神经之间的平衡，提高自主神经系统功能，还可以疏通经络，提高肝胆生理功能。

二、三调合一

水中中医运动疗法要求形体运动（调身）要与意念导引（调心）和呼吸调节（调息）紧密配合，三调合一，缺一不可，三者之间的关系有一定规律。（图1-3-1）

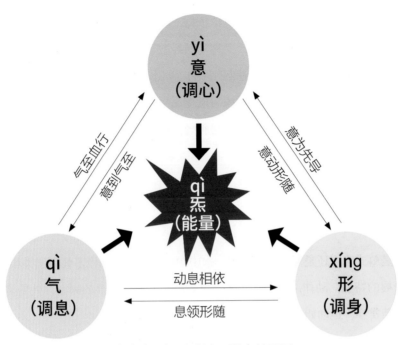

水中中医运动疗法三要素关系图

图1-3-1

首先要求"意为先导，意动形随"，即在运动过程中，首先要做到排除杂念，意识集中，然后按意动形随的要领，先进行意念引导，后进行形体运动，是典型的神经—肌肉反射训练。

其次要求"动息相依，息领形随"，即在运动过程中，大多数情况下形体运动要与呼吸密切配合，且动作速度的快慢取决于本人呼吸速度的快慢和深浅，这也正是太极拳、气功等中医传统运动常展现出柔和、缓慢、轻灵特点的重要原因。如果练习者的呼吸是比较缓慢、深长的，那么其运动的速度可以适当地放缓放慢。相反，如果练习者的呼吸是表浅、急促的，那么其运动的速度就应该适当地加快。但无论呼吸深还是浅，采用自然呼吸还是腹式呼吸，都不能产生憋气现象。

三、循经导引

循经导引的意思是指水中中医运动疗法的技术动作可起到调理经络、畅通气血的作用。

经络学说是中医运动疗法的核心理论依据，每式动作往往都是针对性地疏通某条或几条经络，刺激某个或几个穴位，又称为循经取动或依穴而动，通过刺激经络或穴位，促进气血循环，达到调理脏腑功能的目的。如水中中医运动疗法中的"左右云手"动作，除了通过上肢和下肢左右交替练习以提高平衡协调性功能外，通过腰部的左右旋转练习还可以刺激调理带脉、肾经和膀胱经，促进腰腹部气血循环，达到固肾壮腰的目的。

四、柔和绵缓

无论是单式练习还是复合套路练习，水中中医运动疗法动作多体现出柔和、缓慢、轻灵、舒展的特点，动作之间的连接要连贯顺畅，不产生明显的断劲，处处讲究上下相随、势势贯穿、运动如抽丝、迈步似猫行等特征。

五、松紧结合

松，是指水中中医运动疗法练习过程中无论是思想意识还是身体都要求放松自然，不用僵力或蛮力，这对于提高神经—肌肉反射训练效果、增强关节肌肉的柔韧性、舒缓紧张情绪和释放压力具有重要作用。紧，是指在完成每一个技术动作时要适当用力，抻筋拔骨，并在定势动作中保持静态拉伸或用力收缩状态，这对于提高肌肉力量和耐力、增强机体的平衡性和协调性具有重要功效。例如，在肩关节伸展练习时，关节外抻时要充分放松，等抻拉到极限时要保持抻筋拔骨的状态，静止保持一段时间，以增强对关节囊的训练强度，提高肩关节柔韧性和力量。

六、动静相兼

水中中医运动疗法多采用动态练习和静态练习相结合的练习方式，有利于提高练习者的平衡性和协调性功能。例如，一方面通过中定步、独立步以及每一式动作结束时的静态平衡动作练习，提高练习者的平衡性功能；另一方面通过连贯流畅、一气呵成的动态平衡动作练习，如进步练习的搂膝拗步、退步练习的倒卷肱、侧行步练习的左右云手等，可以提高练习者的平衡性和协调性功能。

七、周身协调

水中中医运动疗法在运动过程中，要求一动无有不动，周身配合协调，将手法、眼神、身法、腿法、步法、呼吸调节和意念引导有机融合为一体。

第四节
水中中医运动疗法训练原则、目的与形式

一、水中中医运动疗法训练原则

（一）针对性原则

水中中医运动疗法训练确定的运动方法、运动频次、运动强度、运动时间等内容，应紧密结合运动前身体机能测评和运动训练目的，做到目的明确，重点突出，这是实施水中中医运动疗法的关键。

（二）无痛原则

在水中中医运动疗法训练过程中若偶然出现轻微疼痛属于正常现象，此时应该及时调整运动方案。例如，将主动运动改为助力运动或被动运动，降低运动强度，将复杂动作改为简单动作。若出现明显疼痛应停止训练，避免进一步运动造成损伤。

（三）主动运动原则

无论是健康人群还是患者，在进行水中中医运动疗法干预时，首先强调和鼓励主动运动方式，调动练习者积极性，增强训练效果。同时，应注意在运动干预前向练习者讲解清楚训练的目的、内容和要求，争取练习者主动配合。准确进行动作示范，可选择正面示范和背面示范相结合，语言讲解要清晰、简单、明确，调动练习者注意力和训练热情。

（四）整体性原则

在进行水中中医运动疗法训练时，要防止训练位置过于集中，避免产生局部疲劳或损伤，影响训练情绪。建议在遵循重点突出和目的明确的前提下，将局部训练与全身训练相结合，提高整体运动效果。

水中中医运动疗法技术包括有氧耐力运动、呼吸练习、协调性练习、平衡性练习、肌肉力量和耐力练习、关节活动度练习、核心稳定性练习、放松练习等。运动疗法技术的选择既要有针对性，又可采用周期性训练法、间歇训练法、循环训练法和交叉训

练法等运动方式，将不同运动疗法技术组成一个有机整体进行干预。

（五）辨证施功原则

水中中医运动疗法的主要目的是预防保健、防治疾病、促进病后康复。为了提高干预效果，在制订水中中医运动疗法训练方案时，应在遵循中医学辨证论治基本原理和现代医学病因病理理论前提下，紧密结合患者的健康状况、运动能力、运动目标，制订合理有效的训练方案，此即辨证施功的基本内涵。

（六）区别对待原则

水中中医运动疗法训练方案应根据参与对象的身体机能状况、运动目的等具体情况，制订因人而异且合理有效的运动方案。针对不同功能障碍，应选择不同的功能训练来达到治疗目的，旨在能够使练习者修复或预防身体功能和结构的损伤，增强活动能力和参与性，减少风险，优化整体健康，增强身体素质和机体功能。

（七）循序渐进原则

在水中中医运动疗法训练实施过程中，应遵循由简到繁、由易到难、由小到大、由被动到主动的基本运动原则。具体而言，运动强度由小到大，运动时间由短到长，技术动作由简单到复杂、由局部到整体，在参与者逐步适应的前提下循序渐进增加难度，任何突然加大运动量或技术难度的方法都是不可取的，要避免造成伤害。

为了便于患者掌握技术动作，也可以先在陆上学习技术动作，待理解和掌握主要技术要领，再进行水中训练。

（八）持之以恒原则

为了取得和保持水中中医运动疗法在预防保健和康复治疗方面的最佳效果，不间断、持续进行水中中医运动疗法训练是基本的前提条件，尤其对于需要长期进行运动康复治疗的患者，更需要时间保障，才能使治疗效果逐步累积，不断巩固，达到治疗目的。

（九）定期测评原则

在水中中医运动疗法训练实施过程中，应根据不同阶段的目的和任务，采用不同的运动疗法技术，应定期进行身体机能测评，检查训练实施效果，并根据测评情况及时对训练方案进行调整。

（十）安全性原则

在实施水中中医运动疗法技术时要注意观察练习者状态，看有无出现不良反应，如果出现不良反应及时调整或停止训练。例如，在训练过程中出现头晕、眼花、心悸、气短等禁忌证时应暂停训练。

二、水中中医运动疗法训练目的

运动疗法属于功能医学，是康复医学的核心。运动疗法主要是通过主动运动或被动运动的方法，治疗或改善病变或功能障碍，以提高患者的活动能力，增强社会参与的适应性，改善患者的生活质量。水中中医运动疗法作为运动疗法的组成部分，其训练目的主要包括以下几点。

（一）改善关节活动范围，增强关节柔韧性

由于肢体的严重创伤、制动、炎症、疼痛等原因，很容易造成肢体运动功能障碍。同时，骨关节病术后和创伤后产生的后遗症都会影响关节的活动度。在水中中医运动疗法训练过程中，为防止关节挛缩，常采用屈伸、押展、螺旋缠绕、先动后静的训练方法，牵张短缩的肌肉、肌腱、关节囊及其他软组织，增加关节活动度，提高关节柔韧性，对于减轻骨科术后血栓的形成有直接作用。

（二）增强肌肉力量和耐力，改善异常运动模式

对于各种损伤或创伤等原因造成的肌肉断裂、关节韧带损伤，或者由于各类神经性疾病造成肌肉力量和耐力的下降，或者肌肉力量的不平衡，甚至运动模式的异常，通过水中中医运动疗法训练，可以增强肌肉力量和耐力，改善肌力的不平衡现象，逐步恢复肌肉功能，发展正常运动模式。

（三）放松肌肉，缓解软组织挛缩

水中中医运动疗法的技术可以很好地放松身心，它是在心静体松的状态下，配合腹式呼吸方法并强调意识引导的形体运动。这种训练方法可以有效抑制肌肉张力异常，缓解其紧张度，使肌肉放松，从而缓解肌肉紧张程度和挛缩现象，改善运动功能。水中中医运动疗法的这一技术特征对于预防和治疗神经系统疾病，如帕金森病临床出现的震颤、肌肉强直、行走动作不协调等，可以起到很好的干预作用。

（四）提高平衡性和协调性，消除运动功能障碍

在运动康复临床中，常见由于下肢骨骼肌肉系统损伤或神经系统损伤而导致运动系统障碍或神经支配障碍，进而产生移动和行走功能障碍或丧失，以及本体感觉功能

障碍等症状。水中中医运动疗法拥有丰富的平衡性和协调性训练方法，例如踮脚支撑练习、单腿站立练习、上肢和下肢配合练习、身体旋转时的上下肢配合练习、手眼配合练习等，通过这些运动疗法，并依照循序渐进的训练原则，可以增强患者的平衡和协调能力，提高患者身体移动或站立行走功能，改善生活质量。

（五）改善神经肌肉控制能力，有利于脑损伤功能康复

水中中医运动疗法"意动形随"的技术特征，特别强调意识支配下的随意运动，"先想后做"，要求先由大脑皮层发出运动指令，然后头颈、躯干、四肢跟随指令进行运动，再到"想到做到"，身体各部位的运动要尽力达到指令要求。水中中医运动疗法的这种训练方法，是典型的神经—肌肉反射训练，对于脑损伤后脑的适应和脑的功能重组具有一定效果，尤其对于脑损伤早期，如脑卒中、帕金森病、阿尔茨海默病早期，有助于提高神经肌肉控制能力，改善机体运动功能障碍，促进康复进程的发展。

（六）增强核心区稳定性，预防运动损伤

水中中医运动疗法技术训练，如踮脚和单腿站立状态下进行的躯干和上肢练习，可以激活更多关节周围或深层小肌肉群参与运动，不仅可以提高人体在非稳定状态下的控制能力，增强身体平衡能力，还可以协调大小肌群的力量输出，增强运动机能，预防运动损伤。

（七）改善心脏、肺脏等内脏器官的功能

循证医学研究证明，采用运动疗法干预心血管系统疾病，不管是直接作用或是间接作用，均能有效改善心脏机能，降低心脏突发事件的发生率。此外，运动疗法的呼吸训练、体力增强训练等都能有效改善心脏和肺脏等器官的功能。水中中医运动疗法的技术特征之一是"动息相随"，即运动过程中特别强调呼吸与动作的协调配合。例如在进行升降桩练习时，要求起身和两臂前举时，配合腹式呼吸法进行吸气；屈膝下蹲和两手下按时，配合腹式呼吸进行呼气；动作静止时保持悬息。遵循水中中医运动疗法的这一技术要求进行练习，可有效提高慢性阻塞性肺疾病患者的心肺功能，促进疾病康复进程。

（八）疏通经络，调和气血，调养脏腑

水中中医运动疗法源于中医学传统运动技术，而后者又称为导引术，"导"的意思是"导气令和"，"引"的意思是"引体令柔"，换句通俗易懂的话，意思就是传统技术练习可以使形体柔顺而又有弹性，使呼吸变得和顺而深透。这样练功的效果不仅

可以使筋骨柔顺，而且可以使体内的气血充盈，脏腑机能得到调养，从而增强人体的免疫力和自愈力。

（九）改善整体功能，提高生活质量

水中中医运动疗法是将意识引导、呼吸调节和形体运动有机融合为一体的训练方法，属于有氧运动范畴，可以增强身体柔韧性、协调性、平衡性、肌肉力量、心肺功能等，使得患者神经系统、运动系统、呼吸系统、内分泌系统和循环系统等功能有所改善，减轻慢性非传染性疾病的后遗症和功能障碍程度，从而提高健身锻炼者或患者的生活质量。例如，糖尿病是一组以高血糖为特征的代谢性疾病，糖尿病足是病史较长的患者易出现的糖尿病并发症，且常伴神经血管系统病变，严重者危及生命。实践证明，采用运动疗法技术配合其他康复方法可以预防糖尿病足的出现或减轻糖尿病足症状，有效提高患者生活质量。

三、水中中医运动疗法训练形式

主动运动和抗阻运动是水中中医运动疗法中所应用的两种主要运动形式。

（一）主动运动

水中中医运动疗法主动运动是指在进行训练时，练习者在不借助任何外力情况下，仅靠自身肌力主动完成训练，是水中中医运动疗法的主要训练方式。主动运动的目的主要是增强肌力、肌肉耐力和肌肉之间的协调性。全身主动运动可改善心肺功能和整体机能。主动运动多适用于肌力较弱者，具有足以抵抗肢体自身重量或地心引力吸引的力量，但不足以抵抗任何额外的阻力。

（二）抗阻运动

抗阻运动的主要目的是更快速、更有效地增强肌肉力量和肌肉耐力。水中中医运动疗法抗阻运动是指在借助器械或治疗师徒手对人体施加阻力的情况下，练习者主动进行抗阻的活动方式。水中中医运动疗法可以借助浮力棒、浮力板、水中哑铃、水中长杆哑铃、水中太极球、弹力带等辅助器材进行抗阻训练，亦可以借助水中双人推手练习来提高抗阻训练效果。

第五节
水中中医运动疗法训练禁忌证与注意事项

一、水中中医运动疗法训练禁忌证

水中中医运动疗法虽然属于自然运动疗法，但为了个体安全和慎重起见，尤其对于进行水中中医运动疗法训练的患者而言，最好在运动前进行身体检查和评估，排除以下情况：

(1) 有开放性伤口患者，如气管切开术后切口未愈合、皮肤有破损等。

(2) 患有传染性疾病患者。

(3) 患有心衰或肾衰等处于不稳定期的患者。

(4) 患有严重的心血管疾病，如高血压Ⅲ期患者或有大出血倾向者。

(5) 运动时血压急剧升高超过标准者。

(6) 大小便容易失禁者。

(7) 运动器官损伤未愈合者。

(8) 高危产妇。

(9) 明显精神症状异常或不合作者。

二、水中中医运动疗法训练注意事项

对于进行水中中医运动疗法训练者而言，一般应注意以下事项：

(1) 训练宜在餐后1~2小时进行。

(2) 训练时，以选择30~33℃水温为宜，湿度值应大于50%，低于70%。

(3) 肺活量在1500毫升以下者不宜在深水中进行训练。

(4) 训练时水深应以不超过肩部为宜。

(5) 训练前应排空大小便。

（6）如果水中使用氯制剂消毒，因其刺激性较强，应注意眼部和耳部保护措施。

（7）在训练前后应进行淋浴，降低尿素值，以保持个人健康和池水清洁。

（8）双脚应踩过1%健之素（84消毒液）浸过的脚垫后再入水。

（9）为防止水浸入外耳道，应选择使用耳栓。

（10）长期服药患者需遵医嘱。

（11）有过敏症患者需提前沟通。

（12）糖尿病患者需提前告知水中康复师。

（13）训练前应提前准备好辅助器具。

（14）由于水中运动存在比陆上运动心率稍慢的规律，因此不能用陆上的心率强度计算公式作为指导水中中医运动疗法的运动强度。可以参考以下公式计算运动强度：水中中医运动疗法心率＝陆上靶心率－12～15（年轻者按12计，年长者按15计）。

（15）训练后应注意休息，以利于体力恢复。

第二章

水中中医运动疗法基本知识

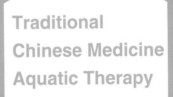

Traditional
Chinese Medicine
Aquatic Therapy

内容提要

本章将简要介绍静水压力、浮力、液体黏性和热力学效应等水的一般物理学特性,以及这些特征对水中中医运动疗法的影响;通过第三节的介绍,习练者理解和掌握水疗法对人体生理系统及其相关疾病的影响,为以后的学习奠定基础。

第一节
水的物理学特性

对水的研究涉及静态力学、流体力学和热力学，水所产生的作用主要包括静水压力、浮力、液体黏性以及热力学效应等。

一、静水压力

水在静止的条件下，水分子对身体表面施加的压力称为静水压力，亦称为水静压。静水压力作用于人体时，来自所有方向的压力均相等。一般情况下，静水压力的大小随身体的密度和浸入水的深度的增加而增加。利用这一特性，水中运动疗法有助于消退患部肿胀。

人体浸入水中时，胸廓、腹壁和四肢由于受静水压力影响，表面压力升高，其周径均会缩小。同时，四肢静脉血管和淋巴管以及腹腔、胸腔静脉末梢部的内压均升高，有利于促进血液和淋巴液的回流，引起体内的体液再分配，对于淋巴淤积、浮肿、肢体肿胀有良好的治疗作用。

人体浸入水中可引起横膈膜向上移动及运动受限，导致呼吸面积缩小而肺活量降低。借助这一特性进行针对性的呼吸训练，可有效提高呼吸肌力量。

人体浸入水中时心脏由于回心血量增加而增大，心脏与肺面积的比例增加，全身浸入水中时心脏与肺面积的比例可增加40%多，因而对呼吸功能、肺循环功能产生影响。静水压力还可引起血液再分配，使得入脑血流量和四肢血流量显著增加。

以上静水压力特性以及对人体生理变化的效应，在进行水中中医运动疗法训练时应予以充分注意。

二、浮力

浮力是指人体在水中时水作用于人体的与重力方向相反的力。浮力的大小相当于人体排开的同体积水的重量。所以，人体在水中要受到两个相互对抗、方向相反的力，一个是人体重力，作用于人体的重心，另一个是浮力，作用于浮力的中心。浮力中心与人体重心处于非同一垂直线上时，身体由于两个力的作用而发生旋转，直到达到平衡状态。水中中医运动疗法即充分利用这一原理进行平衡性功能及其他运动功能训练。

一般情况下，水的相对密度为1.0，人体的相对密度为1.04，但由于人体的肺内含有空气，其相对密度平均为0.947，小于1.0，因此，大多数人是可以浮起的。一个相对密度为0.97的人身体的97%浸入水中时能达到浮力平衡。随着身体不断浸入水中，浮力增加，关节负担逐渐减轻。如，当人体浸入水中至颈深时，只有6.8千克的重量（大约是头的重量）施加在脊柱、大腿和膝盖上。当人体浸入水中至耻骨联合时，能有效减轻人体40%的体重；至肚脐时，可以减轻约50%的体重；至剑突时，可以减轻60%甚至更多。

浮力是很好的理疗工具，由于浮力的存在，在水中进行行走、起立等支持体重练习时疼痛减轻，运动更容易。利用浮力作用，可通过调节水中中医运动疗法的负荷大小进行肢体训练。水中中医运动疗法可治疗慢性类风湿性关节炎导致的下肢痛及下肢外伤所致的疼痛，尤其在跟骨骨折时在水中进行步行训练更为适宜。对于下肢肌力低下的患者，在陆上行走困难时，可以改为水中运动训练，往往能收到意想不到的效果。对于上肢及其他种类肌力低下的患者，可利用浮力作用进行抗阻训练，提高肌肉力量和耐力。例如，在完全承受身体重量的情况下，断裂的骨盆可能数周内都无法维持机械稳定，当浸入水中时，重力会部分或完全被抵消，断裂的骨盆只受到肌肉扭转力，患者可以进行主动辅助性范围内的活动，慢慢地固定骨盆，甚至进行步态训练。

以上水的浮力特性为科学进行水中中医运动疗法训练提供了重要的理论依据。

三、液体黏性

液体黏性是指液体流动时内部摩擦力的大小。肢体在水中运动时受到液体的阻力作用，这种阻力称为拖拽力或湍流。在湍流的条件下，阻力随着速度的对数函数增加。当受到更多对抗力的时候黏滞阻力呈对数性增加，但是当对抗力一旦停止，阻力立刻下降至零，因为黏滞性有效地降低了惯性动量而仅存很小的惯性力矩。由于这个原因，当一个在水中康复的人感觉疼痛并停止运动时，水的黏滞性就可以迅速阻止身体运动，从而更好地把力量训练活动控制在患者感到舒适的范围内。

水的液体黏性特征为水中中医运动疗法的水中抗阻训练提供了有利条件。

四、热力学效应

水的热容是等量空气的1000倍。水的理疗效果很大程度取决于水保温和传热的能力。水具有热传导性，而且是个高效的导体，导热的速度是空气的25倍。人浸入水中即刻热传导便开始，由于人的热容比水的热容低（0.83∶1），因此人体能比水更快达到热平衡。

不同水疗目的对水温的选择范围虽然较广，但也具有一定规律。例如，有研究表明常用10～15℃的冷水箱来进行运动性训练，可以减轻肌肉疼痛和加快肌肉过度使用受伤后的恢复；大部分公共和比赛泳池水温保持在25～27℃，这个温度对于需要康复的人群而言太低了，因为这些需要康复的人在水中时通常活动性差一些；通常理疗池的水温在30～33℃，在这样的水温下人们可以长时间浸入水中并且充分锻炼，以产生理疗效果，水温又不至于太高或太低，低于30℃的温度则不宜进行主动运动；热水浴池的水温经常维持在37.5～41℃，但是在41℃的高温中几分钟后人就会感觉到不舒服。

体温与机体的新陈代谢有着密切的关系。当体温升高和氧化过程加速时，基础代谢率增高；当组织温度降低时，基础代谢率则降低。冷水浴主要作用于脂肪代谢、气体代谢及血液循环，促进营养物质的吸收。例如，16℃水疗后，二氧化碳排泄量增加64.8%，氧气的吸收增加46.8%；16℃淋浴后，二氧化碳排泄量增加149%，氧气的吸收增加110%。温水浴能在某种程度上降低新陈代谢过程。过度的热水浴、蒸气浴或干空气浴，能够使碳水化合物及蛋白质的燃烧加速。大量出汗后，可造成体内脱水及丧失部分矿物盐类。

基于以上研究成果，在进行水中中医运动疗法训练时，推荐水温为30～33℃。

第二节
水的物理特性对水中中医运动
疗法的影响

通过上一节介绍，我们知道水的物理特性对于人体的刺激作用很大。同理，充分借助这一特性开展水中中医运动疗法，则有利于提高身体素质和防治疾病。

一、静水压力对水中中医运动疗法的影响

由于静水压力的存在，在水中进行运动训练会增加患者的心肺功能负担，治疗师或患者应充分注意这一点，控制好运动强度。比如，在温水中运动时心肺功能负担增加约1.5倍，因此全身衰弱和心肺功能低下者不宜在温水中运动。

二、浮力特性对水中中医运动疗法的影响

由于浮力的存在，在水中进行运动疗法训练时身体负荷会减轻，可以缓解或解除疼痛，可以帮助肢体运动功能障碍患者实施行走或其他运动。浮力既可以是一种助力，也可以是一种阻力。例如，患者由下向上的垂直运动，浮力就是一种助力，该训练就是辅助主动运动。相反，垂直向下的运动训练，浮力就成为一种抵抗主动运动的阻力，可以提高主动抗阻训练效果。水中训练时由于浮力的原因，身体重心不易稳定，可以借助此特性进行静态平衡和动态平衡训练，提高患者平衡能力。训练中应提醒患者集中注意力，随时保持身体的稳定，防止摔倒、呛水等意外情况的发生。

三、液体黏性对水中中医运动疗法的影响

水的液体黏性对于水中运动的患者来说是一种流体抵抗或拖拽力，患者恰恰可以借助这种阻力进行主动抗阻训练，提高肌肉力量和耐力，同时也可以提高本体感受功能。

四、热力学效应对水中中医运动疗法的影响

水的温热效应是水中中医运动疗法的有利因素，可以软化组织挛缩，缓解关节和肌肉疼痛，提高关节和肌肉柔韧性等。对于训练时会产生疼痛的疾病，可以在水中利用牵引方法纠正关节功能障碍，降低疼痛感，以利于训练并取得更好效果。

第三节
水疗法对人体生理机能的影响综述

一、水疗法对循环系统的影响

人浸入水中时受到的外部水压是呈梯度变化的，在相对浅的深度，水压超过了静脉压时，血液经静脉和淋巴系统向上流，首先进入大腿，然后流入腹腔血管，最后流入胸腔大静脉，进入心脏。中心静脉压随着人体浸入水中至剑突时开始升高，直至人体完全浸入水中。动脉压增加是由于人体在热平衡或温度较低的水中时，回心血量增加，心率降低导致。当人体浸入水中至颈深时，中心血容量增加60%，约0.7升。血容量中的三分之一流向心脏，剩下的流向肺部大血管。人体浸入水中至颈部时，心血容量增加27%～30%，正常静息情况下，每搏输出量大约是71毫升，但当人体浸入水中时，每搏输出量大约为100毫升，比在陆上增加超过25毫升，这接近于一个长期久坐的人在陆上做最大运动时增加的数值，同时使心脏舒张末期血量增加，收缩末期血量减少。此外，当人体浸入水中至颈深时每搏输出量的平均涨幅为35%，甚至在休息时每搏输出量也在增加。随着人体从耻骨联合到剑突入水，回心血量和每搏输出量不断增加，心率降低，尤其是在一般水温时心率降低12%～15%。这种心率的降低是可变的，水温升高时，心率通常会大幅度上升，从而导致心输出量大幅度上升。在水中跑步机上以同样速度跑步时的耗氧量是陆上的3倍，因此，在水中采用低于陆上运动的速度进行训练可以起到等效的训练效果。此外，研究还发现在水中运动时心率和耗氧量的关系与陆上运动相同，且水中新陈代谢强度和陆上运动亦类似。通过对心率监测发现，水中运动时的心率比陆上运动时的心率平均每分钟低10次。

当身体浸入水中至锁骨时，心输出量每分钟增加约1500毫升，其中50%都是由于肌肉血流量增加，心脏每搏输出量每次约100毫升，即一个安静状态下每分钟86次的脉搏可以制造每分钟8.6升的心输出量，这会加重心脏的工作负担。心输出量的增加也与年龄相关，年轻实验对象比年长实验对象心输出量增加的更多（年轻人增加59%，而年长者只增加22%）。心输出量在很大程度上还受温度影响，心输出量随着温度升高而变化，30℃时心输出量增加30%，39℃时增加121%。

当身体浸入水中至颈部，处于热中性温度时，交感血管收缩的降低可以减少30%的外周静脉张力和全身血管阻力，这种降低从入水后1小时开始，可以持续数小时的时间，心脏舒张末期的压力会减少。收缩压随着心脏工作负担的增加而增加，但这种增量在水中运动可以比在陆上运动低约20%。基于大量研究，可以确定在30～33℃的池中水疗对血压正常和高血压患者都是安全的，且有潜在治疗效果。

最近许多研究都赞成用水环境进行心肌梗死和心肌缺血患者的康复。日本研究者研究数个充血性心力衰竭患者（平均射血分数为25%±9%）时，做出了充血性心力衰竭最重要的病理在于心脏无法克服外周血管阻力的假设。日本研究者推断由于身体暴露在热环境中，外周血管收缩，血管阻力减小，心脏的后负荷减轻，从而可能治疗心血管疾病。同时，瑞士研究人员研究了一些患更严重心力衰竭的病人，发现水疗对非常严重、难以控制的心力衰竭者，或者最近发生过心肌梗死的病人可能是不安全的。尽管如此，一个最近在水疗领域已发表的研究结果表明，水疗和热疗对轻度到中度心力衰竭患者是非常有用的康复技术。

二、水疗法对呼吸系统的影响

当身体浸入水中至胸时，水可以对肺产生深刻的影响。一部分影响由胸腔的血液交换造成，另一部分由胸廓自身被水压缩造成，这两者的综合效果可改变肺功能，使得呼吸能力增强，呼吸力提高。例如，水浸至颈部时的肺活量比浸至剑突时降低6%～9%，一部分是由于胸部的血容量增加，另一部分是因为静水压力抑制了吸气肌，由于这两方面原因的综合效果，人浸入水中至颈部时的呼吸工作量提高了。当人体浸入水中至颈部时，同样吸入1升气体的呼吸工作量比人在安静状态下增加60%。在这些增加的工作中，四分之三是由于胸腔中血液的重新分布，剩下的四分之一是由于气道阻力和胸部的静水压力增加。大部分增加的工作都是在吸气时发生的，因为流体动力影响着呼吸运动中的弹性成分，这些弹性成分也是呼吸的动力组成。当呼吸频率增加时，呼吸平衡就会被打破，因此，在进行大运动量运动时呼吸会急促，当呼吸越来越急促时，必然使呼吸工作量呈指数级上升。

吸气肌无力是导致许多慢性疾病产生的重要原因，这些疾病包括充血性心力衰竭、慢性阻塞性肺疾病等。呼吸的综合变化对呼吸环境是个极大的挑战，尤其是运动中呼吸频率的增加。水疗可以用于呼吸训练和呼吸康复。对一个习惯陆上运动环境的运动员而言，水中运动时较高的工作强度对运动员的呼吸系统，尤其是对吸气肌有一定要求。吸气肌疲劳似乎是一个影响运动员呼吸频率和运动表现的因素，甚至对高强度训练的运动员来说也一样，吸气肌增强训练已经被证实可以有效提升职业自行车运动员和职业划船运动者的运动表现。当人体浸入水中至颈部时，如果在水中训练时的强度和持续时间都很充足，可使呼吸系统力量增加，从而增加运动员呼吸肌的力量和耐力，这个理论得到了一项研究结果的支持。这些结论得到了印第安纳大学和多伦多大学更多的研究证实，研究发现，许多职业运动员在经过一段时间强度高到足以增强呼吸肌的水中康复运动后，再回到陆上进行比赛时，运动员的共同反应是运动强度达到顶峰时，呼吸较之前更轻松。对年轻游泳运动员的比较研究也表明，经过水中训练的运动员有更好的肺功能（肺活量和肺容量）和更高的用力呼气量，且运动员的吸气能力有所提升。

水疗对呼吸系统有神经肌肉障碍的患者很有用，比如脊髓损伤和肌肉萎缩的病人。在20世纪70年代后期，波兰对脊髓损伤患者做了一项关于通过游泳训练来锻炼心肺功能的长期性研究，研究者发现游泳让这些患者的心肺功能增加了442%，同时期在陆上进行常规训练的脊髓损伤患者心肺功能只增加了77%。2006年的一项报告也表明，呼吸肌训练可以改善脊髓损伤者的呼气肌力量、肺活量和余气量，但在改善吸气肌力量、呼吸肌耐力、生活质量、运动表现以及呼吸道并发症等方面，还缺乏有力数据。

相关研究还发现，对于大多数康复患者而言，通常建议采取水池治疗进行水深至胸部的有氧运动；对于患有慢性阻塞性肺疾病患者，水深可以从腰部开始，随着呼吸力量和呼吸耐力的提高，可以慢慢增加浸入水的深度。

三、水疗法对运动系统的影响

水疗法可以对运动系统产生深刻影响。这些影响由身体浸入水中的压缩性作用和血管张力的调节造成。在人体浸入水中时，大部分增加的心输出血液被重新分配，更多流向皮肤和肌肉而非流向内脏。在陆上安静状态下，肌肉血流量为每100克组织每分钟1.8毫升，而当浸入水中至颈深时高达4.1毫升，肌肉血流量相较于陆上增加近225%，肌肉血流量的增加甚至比浸入水中时心输出量的增加还多。据此我们可以得出如下结论，在人体浸入水中时，肌肉的摄氧能力比在静息状态下会有大幅度提升。相关研究亦发现，在运动状态下，肌肉血流量同样得以增强，例如，在对久坐少动的中年研究对象进行12周游泳训练后，发现其肌肉血流量增加了20%。

在水中时由于浮力产生的反作用力，关节的负荷承载量会降低。利用这一特性，对于严重受伤者，例如胫骨应力性骨折患者，可以从无重量承受的深度开始锻炼，限制疼痛发作部位以下的活动，在症状允许的情况下进行重量的承受与训练。同样，由于水的浮力会对脊柱起到很好的保护作用，所以脊柱康复项目通常包括水中脊柱稳定技术和有氧活动。

四、水疗法对泌尿系统的影响作用

正常肾脏的泌尿功能受全身血压和血管口径的影响，排尿量与流过肾脏的血流量成正比。肾脏血管与皮肤血管对刺激的反应相似，不同温度的水疗法对肾脏及汗腺可引起不同反应。温热刺激能够引起肾脏血管扩张而增加尿量；冷的刺激会使尿量减少。但在实际工作中，热水浴时由于大量出汗，使排尿量相对减少；冷水浴时出汗少，使排尿量反而相对增加。在进行一般水疗时，一昼夜之间并没有看到排尿量有非常显著的变化，几乎同没有水疗的时候一样。仅仅在长时间的温水浴作用下，才能使一昼夜的尿量、钠盐和尿素的排出量增加，这种排出量的增加，显然是血液循环改善的结果。

五、水疗法对其他方面的影响

（一）水疗法对关节炎与纤维肌痛的干预效果

有关学者已经对关节炎和纤维肌痛患者做了大量的个体研究，水中锻炼产生疗效背后的生理机制目前还不明确，但是已有很多利用水中锻炼改善关节灵活性和减轻疼痛的报道。急性关节炎症状的缓解可能与热水沉浸、温和的主动活动度或者主动辅助活动度有关，而亚急性或慢性关节炎症状的缓解常与更积极的锻炼养生方法有关。基督教青年会（YMCA）关节炎运动项目已经被发现可以减少残疾，改善关节炎老年患者的关节功能和力量，这些项目已被广泛应用。许多对纤维肌痛患者的研究已经表明，在减轻疼痛、改善睡眠、减轻纤维肌痛的影响以及情绪失调方面，和陆上运动项目相比，水中运动通常作用更快更好，且研究结束后的改善效果更持久。通常对于纤维肌痛患者而言，水中运动的内容包括深水漂浮辅助运动，以及水深齐胸的有氧运动，像水中太极这样的运动，也被发现对改善纤维肌痛有作用。

（二）水疗法在运动训练中的运用

大量的文献都赞成把水中训练作为一种潜在的交叉训练。通过研究使用浮带进行水中跑步训练从而得出结论，运动员的技能水平取决于最大耗氧量，水中训练可以更轻松地达到陆上训练时的训练水平。需要知道的是，交叉进行水中训练会给运动员带来很大的有氧挑战，在水中训练时肌肉活动、肌肉动员和心血管表现与在陆上训练时大不相同。虽然在心血管功能上，水中训练与陆上训练的差距很大，但是水中训练与陆上训练的总体心脏需求是相等的。最近出版的训练研究显示：在维持高水平训练者的心肺能力方面，6周水中跑步维持最大摄氧量的效果与陆地上按常规频率与强度训练的效果相当。与之类似的，将低水平训练个体进行水中运动的效果与陆上以最大摄氧量强度进行运动的效果相比较，水中运动也能达到同样的效果，并且当水温低于热中性温度（37℃）时，运动者达到最大摄氧量强度时的心率更低。因此，对于需要减轻关节负重的运动员，比如在伤病康复中，或在陆上大强度训练容易导致关节或骨骼发生微创伤时，水中运动项目可以有效维持或者增强他们的有氧耐力。尽管研究已经表明水中运动的价值至少和陆上有氧训练的价值相等，但还是有一个被经常提出的关键性问题：水中运动是否独特到需要为运动员们提供一个合适的训练馆？有学者在一项研究中详细阐述了深水中跑步的运动学问题，这项研究将深水跑步与跑步机跑步进行比较，观察越野滑雪者膝盖和脚踝运动情况，分析发现深水跑步的髋膝运动学和跑步机跑步相似，但是，深水高踢腿跑步的髋膝运动学和跑步机跑步相比差异较大。2006年的一项研究评定了水中进行超等长训练的表现，发现水中超等长训练的改善效果和陆上超等长训练效果相似，但运动员的肌肉酸痛减轻，当然关节负担也减轻了。

综上所述，对于许多体育活动而言，水中交替训练不仅可以保持或者提高有氧耐力，而且还可以降低关节负担，减少肌肉疼痛，提升运动表现，对呼吸功能的改善亦有很大益处。当然，水中训练也并非像我们所想的那样，可以极大地改善陆上运动，比如跨栏、跳高或其他一些需要复杂协调能力的运动，因为在这些陆上运动中，反射时间是决定其运动能力的主要因素。

（三）水疗法对老年人平衡能力的影响

目前，水中平衡能力锻炼常使用水中太极、瑜伽、普拉提或者一些水深齐腰的水中平衡性训练。研究表明，水中运动可有效改善老年人的平衡性与协调性，从而减少其摔倒的风险。一项2008年的研究发现，老年人采用深水跑和其他水中运动两种形式，结果均可以改善老年人的反应速度和移动速度。相关研究亦发现，在水中开放式动力链运动和闭锁式动力链运动都能增加运动者的平衡能力。

（四）水疗法对老年骨质疏松康复的影响

骨质疏松，是多种原因引起的一种以单位体积内骨组织量减少为特点的代谢性骨病变。运动可以提升骨矿物含量。有研究发现，长期坚持游泳者比没有受过训练的人骨矿物含量更高。布拉沃等人对一组绝经后女性进行超过一年的研究，实验参与者特别增加了强调冲击负荷的水中锻炼，例如在齐腰的水中跳跃，研究者在实验组中发现了许多积极的变化，如在柔韧性、灵敏性、力量耐力、心肺耐力以及心理健康状况方面都有明显改善。虽然通过双能 X 线骨密度仪（DEXA）扫描测量，并未发现脊柱、股骨颈的骨矿物质含量显著增加，但在这一年中也没出现减少现象。

此外，由于水中锻炼的安全性高，使得锻炼时受伤的概率降低，因此，对患有骨质疏松症和有骨质疏松风险的人，开始主动的水中运动是很合理的，无论是游泳或是做垂直运动都可以。

（五）水疗法对孕妇的影响

麦克默里等人的研究已经表明，怀孕期间，在30℃的水中进行运动时的核心温度是安全的。对孕妇而言，谨慎的做法是将水温限制在40℃的热水浴池中时，浸泡不要超过15分钟。在整个妊娠期中以常规温度进行水中锻炼已经被证明是安全的，而且还能提高有氧耐力，减轻关节负荷。在常规温度中进行水中锻炼还被发现可以增强羊水生成量，这对孕妇而言可能也是有益的附加作用。通常而言，孕妇在水中的锻炼应该选择低至中等强度的有氧运动，水深齐胸或者可以更深，伴随脊柱稳定训练。

（六）水疗法对缓解疼痛的影响

在几个世纪运用水环境进行养生和康复的过程中，人们发现水疗法对缓解疼痛具有一定效果，其可能的机制是：疼痛调节受到痛阈增加的影响，而痛阈有随温度和水中涡流因素而提高的现象。大量关于纤维肌痛患者的研究已经表明，在数据上，水疗对减轻疼痛和改善肌肉功能效果明显。1998年关于术后疼痛的研究表明，热水浸泡治疗可以减轻疼痛，还可能促进伤口愈合。

（七）水疗法对精神康复的影响

有许多研究已经表明，水疗法在降低焦虑分数和增加幸福感指数等方面，优于或等于陆上运动。在水中运动时的心率变异性主要由迷走神经或者副交感神经控制，人体处于水中的放松状态可有效提高副交感神经的兴奋性。在对心率变异性、外周循环和核心温度的实验室研究中，将年轻受试对象（18～30周岁）和中老年受试对象（40～65周岁）分别浸入凉、温和热水中后，研究者发现浸入热水时，交感神经系统活动性显著降低，浸入温水中时交感神经活动也在下降，但在浸入凉水中时交感神经活动性有提高的倾向。浸入热水中时，交感平衡（交感神经与迷走神经之间的动态平衡）显著改善，两组研究对象的反应比较相似，但相比之下中老年受试组的反应没有年轻受试组明显。在该实验中，研究者还发现研究对象的舒张压持续降低，远端循环能力大幅度提高。

（八）水疗法对改善肥胖的影响

由于水具有的浮力效应，水疗为肥胖者提供了一个最安全和最具保护性的环境，还可以把关节受伤的风险降到最低。随着体重因素在水中减少到可以完全不影响运动的水平，浸在水中的肥胖者可以尽情运动，在相对短的时间内达到最大摄氧量强度。水疗对肥胖人群恢复健康很有好处，因为水环境可以对负担沉重的关节有保护作用。对肥胖人群而言，在干燥的陆上进行足够时间的有氧运动来产生训练效果非常困难，而从水中开始运动，慢慢地转向在陆上进行的力量、耐力和承受力锻炼既能达到锻炼目的，又可以减重。2006年进行了一个水中运动和陆上运动的比较研究，将肥胖者分为陆上有氧运动组、游泳组和水中行走组，经过13周的调查，发现这三个研究组没有统计学意义上的区别，所有人的体重都减轻了（平均5.9千克），体脂率也下降了（3.7%），但水中运动的优势是显而易见的。由于水的热传导性，当在水温较低的池中进行运动时，可以大大降低出现热应激的风险。此外，由于水中运动的轻松感和愉悦感，使得运动依从性提高。

不同康复活动的水温见附表一，适合不同疾病康复的水中理疗项目见附表二。

附表一

不同康复活动的水温					
活动	水温				
	冰冷 （10~15℃）	凉 （26~29.5℃）	适中 （33.5~35.5℃）	温暖 （36~38.5℃）	热 （37.5~41℃）
运动后康复	√				
冷热水交替浴	√			√	√
水中运动		√			
关节炎康复运动			√		
特殊水疗			√		
心脏功能恢复			√		
多发性硬化症康复运动		√			
脊柱外伤康复项目			√		
帕金森病康复项目			√		
放松				√	√

附表二

适合不同疾病康复的水中理疗项目											
水中技术	神经肌肉疾病	多发性硬化症	帕金森病	脑瘫	脊柱外伤	骨折	肥胖	关节炎	孕妇理疗	运动康复	交叉训练
一对一理疗	√	√	√	√	√	√				√	
呼吸训练	√	√		√	√						
水中脊柱稳定						√			√	√	
深水关节活动				√	√			√		√	
水中按摩	√	√		√	√						
热水理疗组	√						√	√			
平衡训练项目		√	√								
基督教青年会关节炎项目								√			
水中太极			√			√		√			
瑜伽普拉提			√				√	√	√		
水中有氧操							√	√	√		√
水中慢跑							√		√	√	
水中跑（深水）											√
水中超等长训练											√
水中跑步机			√				√			√	√

第三章

关节与肌肉柔韧性水中中医运动疗法训练技术

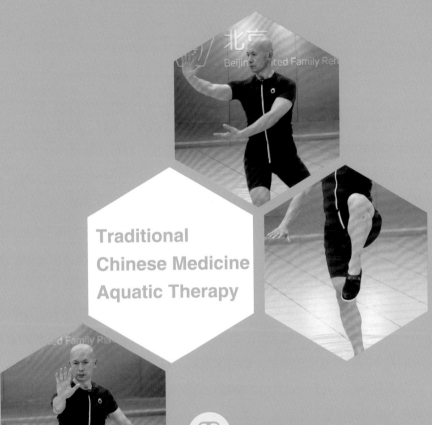

Traditional Chinese Medicine Aquatic Therapy

内容提要

本章简要介绍关节与肌肉柔韧性的基本概念、影响因素及其禁忌证等基本知识，重点阐述关节柔韧性和肌肉柔韧性的水中中医运动疗法训练技术，使习练者理解和掌握单式和复合训练技术的练习方法、练习要点及其康养功效等内容。

第一节
关节柔韧性水中中医运动疗法
训练技术

一、概述

柔韧性，是指人体关节活动幅度以及关节韧带、肌腱、肌肉、皮肤和其他组织的弹性和伸展能力，即关节和关节系统的活动范围。评价关节柔韧性的主要指标为关节活动范围，又称为关节活动度，是指关节运动时所经过的最大运动弧度。根据运动完成形式，关节活动度又分为主动关节活动度与被动关节活动度。主动关节活动度是指通过人体自身的主动随意运动而完成的关节运动范围；被动关节活动度是指无随意肌肉活动，通过外力而完成的关节运动范围。由于关节周围软组织的影响，被动关节活动度稍大于主动关节活动度。

影响人体各关节活动度的因素较多，而且因个体的性别、年龄、职业、人种、运动史等而有所不同。影响关节活动度的主要因素包括生理因素和病理因素两大类。生理因素方面，骨性结构限制、软组织限制、韧带张力限制和肌肉限制等是主要原因。病理因素方面，关节周围软组织挛缩、关节周围疼痛、关节周围组织粘连、关节疾患、肌肉力量下降等是主要原因。

运动康复技术中，关节活动范围训练是指利用各种主动或被动运动的方法，达到维持和恢复关节活动功能的治疗技术，即关节活动技术。

水中中医运动疗法关节活动范围训练主要采用的是徒手或持器械练习的主动运动技术，目的是维持现有的关节活动范围，改善已受限的关节活动度，防止关节挛缩、畸形现象的发生，增强关节本体感觉意识，维持肌肉的伸展性和增强血液循环的作用。

在进行水中中医运动疗法关节活动范围训练时，首先要明确其适应证和禁忌证。应该通过评定了解关节活动情况，分析关节受限的主要原因，选择相应的关节活动范围训练方法。例如肌力不足导致的主动活动受限，应通过主动运动进行改善；肌肉紧张导致的关节活动不足，应通过牵拉放松肌肉来促进关节角度的增加。此外，如果发现肌肉、肌腱、韧带有撕裂、骨折未愈合，肌肉、肌腱、韧带、关节囊或皮肤手术后初期，心血管病如心肌缺血、心肌梗死等患者不稳定期，深静脉血栓，有关节旁的异位骨化等问题，应停止训练，避免造成损伤。

二、关节柔韧性单式训练技术

水中中医运动疗法技术训练主要是为了改善由于损伤或疾病导致的身体各关节活动范围受限的状态。其主要训练方法如下。

（一）肩关节柔韧性单式训练技术

1. 屈曲

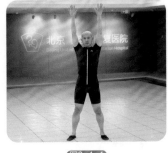

图3-1-1

【练习方法】中定步（动作要点参见本书97页详细介绍）站立，随着吸气，两臂于体前缓缓直臂上举，掌心向前。随着呼气，两臂下落还原。目视前方。（图3-1-1）

【练习要点】

（1）两臂运动范围在0°～180°。

（2）尽量固定肩胛骨，防止肩关节外展，防止出现代偿运动。

（3）动静相兼，直臂上举至极限时，既可以放松还原，也可以保持静止3～5个呼吸。

2. 伸展

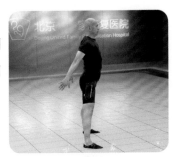

图3-1-2

【练习方法】中定步站立，随着吸气，两臂由体侧缓缓向后上方伸展，掌心相对。随着呼气，两臂自然回落。目视前方。（图3-1-2）

【练习要点】

（1）两臂运动范围在0°～60°。

（2）尽量固定肩胛骨，防止肩胛骨前倾、上抬、外展，防止出现代偿运动。

（3）动静相兼，直臂上举至极限时，既可以放松还原，也可以保持静止3～5个呼吸。

3. 外展

【练习方法】中定步站立，随着吸气，两臂沿体侧缓缓外旋上举，掌心相对。随着呼气，两臂内旋下落，还原至体侧。目视前方。（图3-1-3）

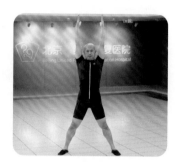

图3-1-3

【练习要点】

（1）两臂运动范围在0°～180°。

（2）身体保持直立，尽量固定肩胛骨，防止耸肩，避免肩关节外旋、屈曲，两臂要伸直，防止出现代偿运动。

（3）动静相兼，直臂上举至极限时，既可以放松还原，也可以保持静止3～5个呼吸。

4. 内收

【练习方法】中定步站立，随着呼气，两臂在充分外旋前提下由体侧直臂内收，两臂交叉于体前，掌心向前。随着吸气，两臂内旋分开，还原至体侧。目视前方。（图3-1-4）

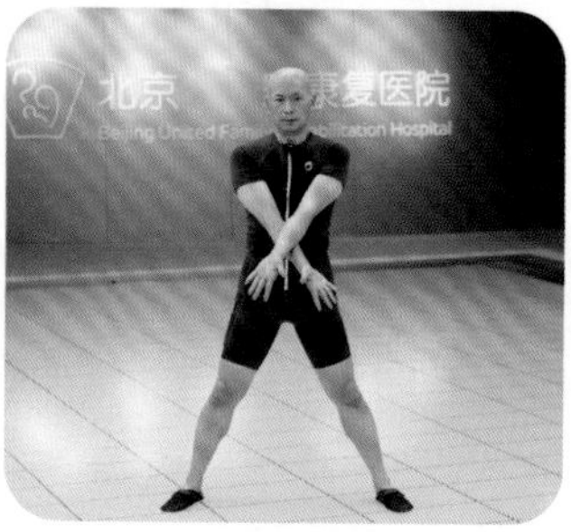

图3-1-4

【练习要点】

（1）两臂运动范围在0°～45°。

（2）两臂在外旋基础上内收，尽量固定肩胛骨，防止耸肩，两臂要伸直，防止出现代偿运动。

（3）动静相兼，两臂交叉于体前时，既可以放松还原，也可以保持静止3～5个呼吸。

5. 内旋

【练习方法】中定步站立，随着呼气，两臂充分内旋。随着吸气，两臂还原。目视前方。（图3-1-5）

【练习要点】

（1）肩关节运动范围在0°～70°。

（2）身体保持正直，防止肩胛骨上抬、外展，防止出现代偿运动。

（3）动静相兼，两臂内旋至极限时，既可以放松还原，也可以保持静止3～5个呼吸。

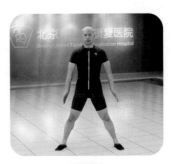

图3-1-5

6. 外旋

【练习方法】中定步站立，随着吸气，两臂充分外旋。随着呼气，两臂还原。目视前方。（图3-1-6）

【练习要点】

（1）肩关节运动范围在0°～90°。

（2）身体保持正直，防止肩胛骨下撤、内收，防止出现代偿运动。

（3）动静相兼，两臂外旋至极限时，既可以放松还原，也可以保持静止3～5个呼吸。

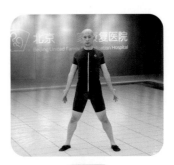

图3-1-6

7. 水平外展

【练习方法】中定步站立，随着吸气，两臂直臂前举至与肩部同高，然后沿水平面向左右两侧向后伸展。随着呼气，两臂自然下落还原。目视前方。（图3-1-7）

【练习要点】

（1）肩关节水平外展角度在0°～90°。

（2）躯干保持正直，防止旋转。

（3）动静相兼，两臂水平外展至极限时，既可以放松还原，也可以保持静止3～5个呼吸。

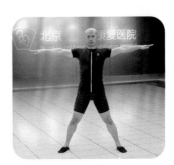

图3-1-7

8. 水平内收

【练习方法】中定步站立，随着吸气，两臂侧平举至与肩部同高。随着呼气，两臂沿水平面做过中线运动，交叉于胸前，然后自然下落还原。目视前方。（图3-1-8）

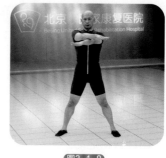

图3-1-8

【练习要点】

（1）肩关节水平内收角度在0°～90°。

（2）躯干保持正直，防止旋转。

（3）动静相兼，两臂水平内收至极限时，既可以放松还原，也可以保持静止3～5个呼吸。

（二）肘关节柔韧性单式训练技术

1. 屈曲和伸展

【练习方法】中定步站立，随着吸气，两臂沿体侧屈肘，两掌上托至极限。随着呼气，两掌下按，两臂伸展到极限，然后放松还原。目视前方。（图3-1-9、图3-1-10）

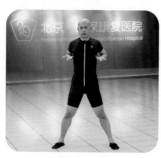

图3-1-9

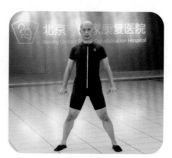

图3-1-10

【练习要点】

（1）肘关节屈曲范围在0°～150°，伸展范围为0°。

（2）躯干保持中正，防止肩关节屈曲和伸展。

（3）保持静止3～5个呼吸。

2. 旋前和旋后

【练习方法】中定步站立，随着吸气，两臂侧平举，自然呼吸，两前臂在水平面上先屈肘内旋，后伸肘外旋。目视前方。（图3-1-11、图3-1-12）

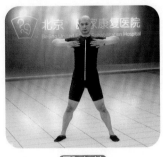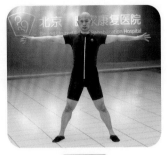

图3-1-11　　　　　　　　　　图3-1-12

【练习要点】

（1）肘关节旋前和旋后范围都在0°～80°。

（2）防止肩关节内收、外展、内旋和外旋，避免出现肩关节代偿运动。

（3）肩关节旋前和旋后动作应缓慢、匀速进行。

3. 肘关节复合动作

动作一：升降内外缠丝

以上升内外缠丝为例，下降内外缠丝方法相同，唯上下相反。

【练习方法】中定步站立，两臂侧平举，随着呼气，两臂屈曲内收下落的同时做外旋。随着吸气，两臂伸臂外展的同时做内旋。（图3-1-13、图3-1-14）

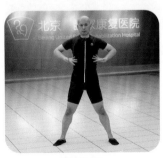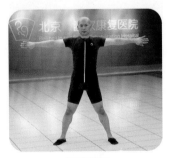

图3-1-13　　　　　　　　　　图3-1-14

【练习要点】

两臂运动要配合协调，动作连贯、圆活。

动作二：左右顺逆缠丝

以向左顺逆缠丝为例，向右顺逆缠丝方法相同，唯左右相反。

【练习方法】中定步站立，两臂侧平举，随着呼气，左臂内旋伸展，右臂外旋屈肘。随着呼气，左臂外旋屈肘，右臂内旋伸展。（图3-1-15、图3-1-16）

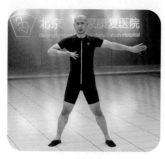

图3-1-15　　　　　　　图3-1-16

【练习要点】两臂运动要配合协调，动作连贯、舒展。

（三）腕关节柔韧性单式训练技术

1. 屈曲和伸展

【练习方法】中定步站立，随着吸气，两臂前举，两手五指分别捏拢，屈腕勾手。随着呼气，两臂下落，两手由勾变掌，塌腕下按至体侧。（图3-1-17、图3-1-18）

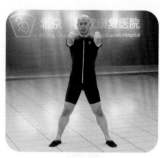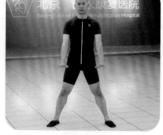

图3-1-17　　　　　　　图3-1-18

【练习要点】

（1）手腕屈曲范围在0°～80°，伸展范围在0°～70°。

（2）腕关节避免出现桡偏或尺偏，以免影响腕关节的活动。

（3）动静相兼，两手腕屈曲和伸展至极限时，既可以放松还原，也可以保持静止3～5个呼吸。

2. 桡偏和尺偏

【练习方法】中定步站立，随着吸气，两臂前举至与肩同高，两手向桡侧屈曲，同时两臂向左右分开至侧平举。随着呼气，两手向尺侧屈曲，同时两臂平摆至体前。目视前方。（图3-1-19、图3-1-20）

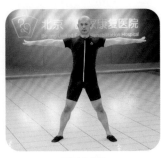 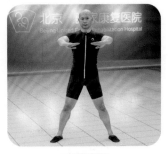

图3-1-19　　　　　　　　　　　图3-1-20

【练习要点】

（1）腕关节桡侧屈曲范围在0°～25°，尺侧屈曲范围在0°～30°。

（2）避免腕关节屈曲和伸展，防止出现代偿运动。

（3）动静相兼，在两臂于水平面外展和内收时，两手腕保持桡侧屈曲和尺侧屈曲至极限并保持该状态不动。

3. 反方向腕关节绕环

以向内绕环为例，向外绕环方法相同，唯绕环方向相反。

【练习方法】中定步站立，两臂前平举，随着呼气，两手前屈内收下落的同时做外旋。随着吸气，两手背伸外展的同时做内旋。（图3-1-21、图3-1-22）

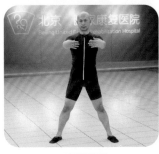 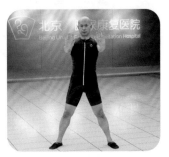

图3-1-21　　　　　　　　　　　图3-1-22

【练习要点】两手腕运动要配合协调，动作连贯、舒展。

4. 同方向腕关节绕环

以向左绕环为例，向右绕环方法相同，唯绕环方向相反。

【练习方法】中定步站立，两臂前平举，随着呼气，左手内旋外展，右手外旋内收。随着吸气，左手外旋内收，右手内旋外展。（图3-1-23、图3-1-24）

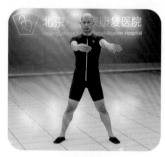
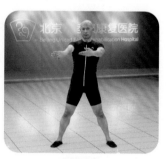

图3-1-23　　　　　　　　图3-1-24

【练习要点】两手腕运动要配合协调，动作连贯、舒展。

5. 抖腕练习

【练习方法】中定步站立，随着呼气，两臂前平举，掌心相对。自然呼吸，两手腕左右抖动。目视前方。（图3-1-25、图3-1-26）

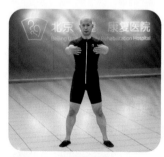
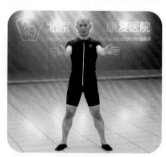

图3-1-25　　　　　　　　图3-1-26

【练习要点】抖腕练习要连贯流畅，不间断，抖动频率适中。

（四）指关节柔韧性单式训练技术

1. 指间关节屈曲和伸展

【练习方法】中定步站立，随着呼气，两臂前平举，掌心向下，手指伸直。随着吸气，拇指关节和其余四指的第一、第二关节充分屈曲。随着呼气，拇指关节和其余四指的第一、第二关节充分伸展。目视前方。（图3-1-27、图3-1-28）

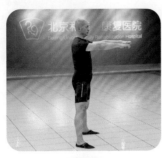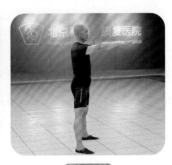

图3-1-27　　　　　　　　　　图3-1-28

【练习要点】

（1）指间关节屈曲范围在0°～90°，伸展范围在0°～45°。

（2）动静相兼，两手指屈曲和伸展至极限时，既可以放松还原，也可以保持静止3～5个呼吸。

2. 掌指关节屈曲和伸展

【练习方法】中定步站立，随着呼气，两臂前平举，掌心向下，手指伸直。随着吸气，拇指伸直，两手掌指关节充分屈曲。随着呼气，两手掌指关节充分伸展。目视前方。（图3-1-29、图3-1-30）

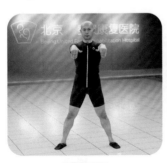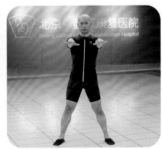

图3-1-29　　　　　　　　　　图3-1-30

【练习要点】

（1）掌指关节屈曲范围在0°～90°，伸展范围在0°～45°。

（2）动静相兼，两手掌指屈曲和伸展至极限时，既可以放松还原，也可以保持静止3～5个呼吸。

3. 压指练习

【练习方法】中定步站立，随着呼气，两臂前平举，掌心向下，手指伸直。按拇指→食指→中指→无名指→小指顺序，两手掌指关节充分屈曲，然后放松还原。再按拇指→中指→小指→食指→无名指顺序，两手掌指关节充分屈曲，然后放松还原。目视前方。（图3-1-31）

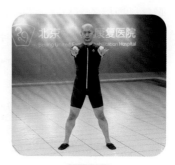

图3-1-31

【练习要点】

（1）掌指关节屈曲范围在0°～90°，伸展范围在0°～45°。

（2）掌指运动要连贯，不间断。

4. 撑指练习

【练习方法】中定步站立，随着呼气，两臂前平举，掌心向下，手指伸直。随着吸气，两臂外旋，屈肘握拳。随着呼气，两臂内旋前伸，由拳变掌，十指外撑。目视前方。（图3-1-32）

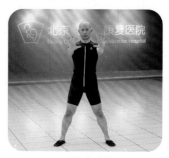

图3-1-32

【练习要点】

（1）掌指关节屈曲范围在0°～90°，伸展范围在0°～45°。

（2）撑指练习要连贯流畅，不间断。

（五）髋关节柔韧性单式训练技术

1. 屈曲

【练习方法】中定步站立，两臂侧平举，重心移至右腿，右腿独立站立。随着吸气，左腿屈膝上提。随着呼气，左腿下落还原。目视前方。先做屈膝提腿练习，然后逐渐过渡到直腿上提。右髋关节屈曲练习方法相同，唯左右方向相反。（图3-1-33）

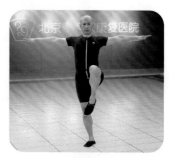

图3-1-33

【练习要点】

(1) 髋关节活动范围在0°～125°。

(2) 躯干保持直立，不能前屈或后仰，固定骨盆，防止出现躯干的代偿运动。

(3) 动静相兼，髋关节屈曲至极限时，既可以放松还原，也可以保持静止3～5个呼吸。

2. 伸展

【练习方法】中定步站立，两臂侧平举，重心移至右腿，右腿独立站立。随着吸气，左腿屈膝向背侧后伸。随着呼气，左腿下落还原。目视前方。先做屈膝后伸练习，然后逐渐过渡到直腿后伸。右髋关节伸展练习方法相同，唯左右方向相反。(图3-1-34)

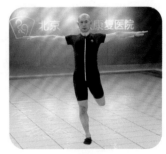

图3-1-34

【练习要点】

(1) 髋关节活动范围在0°～30°。

(2) 躯干保持直立，不能前屈或后仰，固定骨盆，防止出现前倾和旋转而产生代偿运动。

(3) 动静相兼，髋关节伸展至极限时，既可以放松还原，也可以保持静止3～5个呼吸。

3. 外展

【练习方法】中定步站立，两臂侧平举，重心移至右腿，右腿独立站立。随着吸气，左腿直腿外展。随着呼气，左腿下落还原。目视前方。右髋关节外展练习方法相同，唯左右方向相反。(图3-1-35)

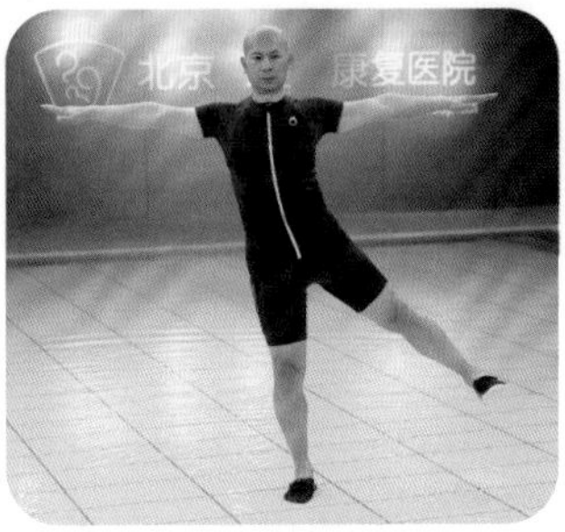

图3-1-35

【练习要点】

(1) 髋关节外展活动范围在0°～45°。

(2) 躯干保持直立，不能左右侧屈，避免髋关节外旋，防止出现代偿运动。

(3) 动静相兼，髋关节外展至极限时，既可以放松还原，也可以保持静止3～5个呼吸。

4. 内收

【练习方法】中定步站立，两臂侧平举，重心移至右腿，右腿独立站立。随着吸气，左腿直腿内收摆动过中线。随着呼气，左腿下落还原。目视前方。右髋关节内收练习方法相同，唯左右方向相反。（图3-1-36）

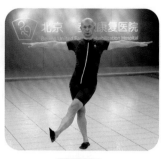

图3-1-36

【练习要点】

（1）髋关节内收活动范围在0°～30°。

（2）躯干保持直立，不能左右侧屈，避免髋关节内旋，防止出现代偿运动。

（3）动静相兼，髋关节内收至极限时，既可以放松还原，也可以保持静止3～5个呼吸。

5. 内旋

【练习方法】中定步站立，两臂侧平举，重心移至右腿，左脚尖点地。随着吸气，左腿屈膝内旋转动过中线。随着呼气，左腿还原。目视前方。右髋关节内旋练习方法相同，唯左右方向相反。（图3-1-37）

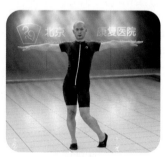

图3-1-37

【练习要点】

（1）髋关节内旋活动范围在0°～45°。

（2）躯干保持直立，不能左右侧屈，避免髋关节内收，防止出现代偿运动。

（3）动静相兼，髋关节内旋至极限时，既可以放松还原，也可以保持静止3～5个呼吸。

6. 外旋

【练习方法】中定步站立，两臂侧平举，重心移至右腿，左脚尖点地。随着吸气，左腿屈膝外旋转动。随着呼气，左腿还原。目视前方。右髋关节外旋练习方法相同，唯左右方向相反。（图3-1-38）

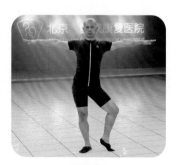

图3-1-38

【练习要点】

(1) 髋关节外旋活动范围在0°～45°。

(2) 躯干保持直立，不能左右侧屈，避免髋关节外展，防止出现代偿运动。

(3) 动静相兼，髋关节外旋至极限时，既可以放松还原，也可以保持静止3～5个呼吸。

7. 绕环——髋关节复合运动

动作一：向内绕环

以左髋关节绕环练习为例，右髋关节绕环方法相同，唯左右方向相反。

【练习方法】中定步站立，两臂侧平举，重心移至右腿，左膝提起，左腿沿后伸→外展→前屈→内收方向顺时针旋转髋关节。（图3-1-39至图3-1-41）

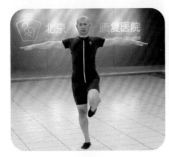 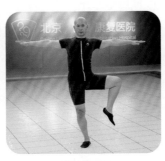 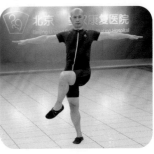

图3-1-39　　　　　　　　图3-1-40　　　　　　　　图3-1-41

【练习要点】

(1) 髋关节后伸、外展、前屈、内收要充分。

(2) 髋关节绕环要柔和、缓慢、连贯。

动作二：向外绕环

以左髋关节绕环练习为例，右髋关节绕环方法相同，唯左右方向相反。

【练习方法】中定步站立，两臂侧平举，重心移至右腿，左膝提起，左腿沿内收→前屈→外展→后伸方向逆时针旋转髋关节。（图3-1-42至图3-1-44）

【练习要点】

(1) 髋关节内收、前屈、外展、后伸要充分。

(2) 髋关节绕环要柔和、缓慢、连贯。

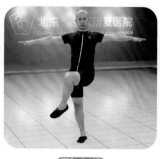

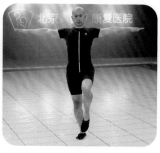

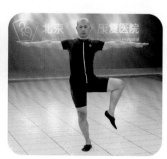

图3-1-42　　　　　　　图3-1-43　　　　　　　图3-1-44

（六）膝关节柔韧性单式训练技术

1. 屈曲与伸展

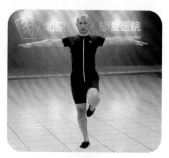

图3-1-45

【练习方法】中定步站立，两臂侧平举，重心移至右腿，右腿独立站立。随着吸气，左腿屈髋屈膝上提。随着呼气，左腿伸髋伸膝向背侧后伸。目视前方。右膝关节屈曲与伸展练习方法相同，唯左右方向相反。（图3-1-45）

【练习要点】

（1）膝关节活动范围在0°～135°。

（2）躯干保持直立，不要前俯和后仰，防止出现躯干的代偿运动。

（3）动静相兼，膝关节屈曲与伸展至极限时，既可以放松还原，也可以保持静止3～5个呼吸。

（七）踝关节柔韧性单式训练技术

1. 背屈与跖屈

【练习方法】中定步站立，两臂侧平举，重心移至右腿，独立站立。随着吸气，左腿直腿前屈固定，左脚勾脚背屈。随着呼气，左脚绷脚跖屈。目视前方。右踝关节背屈与跖屈练习方法相同，唯左右方向相反。（图3-1-46、图3-1-47）

【练习要点】

（1）踝关节背屈活动范围在0°～20°，跖屈活动范围在0°～50°。

（2）躯干保持直立、平稳，防止足内翻或外翻，防止出现膝、髋关节的代偿运动。

（3）动静相兼，踝关节背屈与跖屈至极限时，既可以放松还原，也可以保持静止3～5个呼吸。

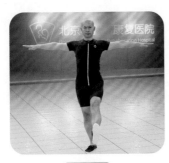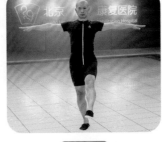

图3-1-46　　　　图3-1-47

2. 内翻与外翻

【练习方法】中定步站立，两臂侧平举，重心移至右腿，右腿独立站立。随着吸气，左腿直腿前屈固定，左脚先做足内侧缘提起、外侧缘下降、足底转向内侧的内翻运动，再做足外侧缘提起、内侧缘下降、足底转向外侧的外翻运动。随着呼气，落脚还原。目视前方。右踝关节内翻与外翻练习方法相同，唯左右方向相反。（图3-1-48、图3-1-49）

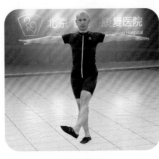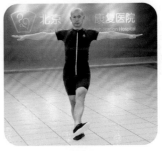

图3-1-48　　　　图3-1-49

【练习要点】

（1）踝关节内翻活动范围在0°～35°，外翻活动范围在0°～15°。

（2）躯干保持直立、平稳，防止髋关节内收、外展及旋转，防止出现代偿运动。

（3）动静相兼，踝关节内翻与外翻至极限时，既可以放松还原，也可以保持静止3～5个呼吸。

3. 复合踝关节运动

【练习方法】中定步站立，两臂侧平举，重心移至右腿，右腿独立站立，自然呼吸。顺时针踝关节绕环，按左脚沿背屈内翻、跖屈、外翻的顺序进行旋踝练习。逆时针踝关节绕环，按左脚沿背屈、外翻、跖屈、内翻的顺序进行旋踝练习。目视前方。右踝关节复合运动练习方法相同，唯方向相反。

【练习要点】

（1）躯干保持直立、平稳，防止髋关节内收、外展及旋转，防止出现代偿运动。

（2）踝关节复合运动练习动作要连贯、流畅，避免憋气。

三、关节柔韧性复合训练技术

功法名称：水疗关节功

水疗关节功是依据中医经络学说基本原理，结合现代医学生理、解剖知识，以转关动节导引技法为手段，创编而成的具有滑利关节、活血逐瘀、散寒祛痛等康养功效的导引养生功法。

该功法主要通过四肢、躯干、头颈的屈伸押展、螺旋缠绕、旋腰转脊、旋颈转头等技术练习，加强对肩、肘、腕、指、髋、膝、踝、趾、脊柱等关节及其周围软组织的刺激，提高关节及其周围组织的温度，松解关节及其周围组织的粘连，促进关节滑液分泌，提高关节柔韧性，增大活动幅度，促进关节新陈代谢能力。从中医学视角看，该功法可以疏通经络，刺激原穴，促进气血循环，从而起到滑利关节、活血逐瘀、散寒祛痛的康养功效。

预备势 中定式

[练习方法] 两脚分开，平行站立，两脚之间的距离要宽于肩，脚尖朝前，两膝微屈，两臂松垂体侧。下颌微收，竖项提顶，松肩坠肘，舒胸拔背，松腰敛臀，脚掌踏地，舌抵上腭，唇齿微合，呼吸徐缓，目视前方，意守丹田，气定神敛。

第一式 定步升降式

【练习方法】

动作一：两臂上掤。随着吸气，两臂经体前上掤至与肩同高，掌心向下，十指松垂，两眼自然向前平视。意注两臂上掤时水对手臂的阻力。（图3-1-50）

动作二：松胯沉按。随着呼气，两腿伸直，沉肩坠肘，两掌下按至髋关节外侧，掌心向下，指尖向前，两眼自然向前平视。注意两掌下按时水对手臂的阻力。（图3-1-51）

【练习次数】重复练习动作一至动作二2遍。

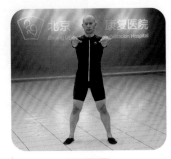
图3-1-50

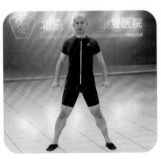
图3-1-51

【练习要点】

（1）两臂上掤下按时动作要柔和、均匀、连贯。

（2）动息相随，吸气时两臂上掤，呼气时两掌下按。

◎康养功效

（1）排除杂念，诱导入静，调和气息，宁心安神。

（2）吐故纳新，升清降浊，调理气机。

第二式 野鸭觅食

【练习方法】

动作一：两脚分开，与肩同宽，松静站立，竖项提顶，沉肩坠肘，两掌下按，呼吸徐缓，气定神敛，目视前方。缓缓向左转头，待转至极限处，颈部慢慢向左侧抻拉。（图3-1-52）

动作二：上动不停，下颌前探，由左向前平摆，待摆至正前方后，下颌内收还原。（图3-1-53）

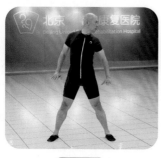

图3-1-52

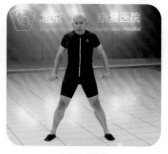

图3-1-53

动作三：缓缓向右转头，待转至极限处，颈部慢慢向右侧抻拉。（图3-1-54）

动作四：上动不停，下颌前探，由右向前平摆，待摆至正前方后，下颌内收还原，目视前方。

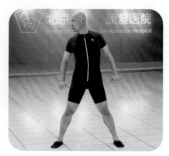

图3-1-54

【练习次数】重复练习动作一至动作四2遍。

【练习要点】

（1）左右转颈和下颌前摆不用拙力，尽量在颈部充分放松的前提下，缓缓抻拉、摆动。

（2）左右抻颈时，有意识地保持躯干正直、竖项提顶、沉肩坠肘状态；下颌前摆时，两肩有意识后伸，使下颌前探与两肩后伸形成对拉拔长之势。

◎康养功效

该式动作可以调理颈部周围肌肉、肌腱、关节囊、颈部动静脉、神经等软组织的柔韧性和弹性，松解粘连，缓解颈肩部疼痛，提高头面部供血，有效改善头晕、头痛等不适症状。

第三式 神龟抻颈

【练习方法】

动作一：下颌内收，尽量贴近胸骨柄，并沿胸骨柄缓缓下探，然后向前向上画弧仰头。（图3-1-55、图3-1-56）

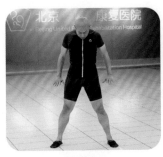
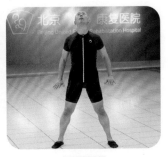

图3-1-55　　　　　　　　　图3-1-56

动作二：上动不停，下颌缓缓内收还原，目视前方。

【练习次数】重复练习动作一至动作二2遍。

【练习要点】

（1）下颌下探时，后颈充分放松，微微含胸。下颌先充分前探，然后向上画弧仰头。

（2）躯干在保持正直前提下，微微含胸。

◎康养功效

该式通过下颌下探、前探、上举动作练习，可调整颈部后侧软组织，改善颈椎各关节柔韧性和灵活性，增加关节运动范围，减轻颈部椎间盘压力，改善颈椎生理弯曲异常。

第四式 大象卷鼻

【练习方法】

动作一：慢慢仰头，下颌先充分上抻，然后向前、向下画弧内收，尽量贴近胸骨柄。（图3-1-57、图3-1-58）

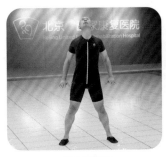
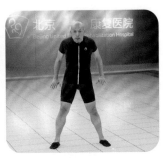

图3-1-57　　　　　　　　　图3-1-58

动作二：上动不停，竖项提顶，头部转正还原，目视前方。

【练习次数】重复练习动作一至动作二2遍。

【练习要点】

（1）下颌上抻时，后颈充分放松。下颌向前、向下画弧运动时，微微含胸、弓腰弓背。

（2）躯干在保持正直前提下，微微含胸、弓腰弓背，使整个动作连贯流畅。

◎康养功效

该式通过下颌上抻、前探、内收动作练习，具有通经活络、畅通气血、松解粘连、改善颈部两侧软组织柔韧性、改善颈椎生理曲度等功效。

第五式 翘首望月

以左式动作为例，右式动作方法相同，唯方向相反。

【练习方法】

动作一：下颌内收，竖项提顶，目视前下方，缓缓向左转头，目视左肩峰。（图3-1-59）

动作二：保持转颈姿态不变，慢慢仰头，瞪眼怒目看向头部左上方。（图3-1-60）

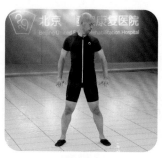
图3-1-59

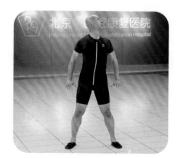
图3-1-60

动作三：保持抻颈仰头姿态，缓缓向右转头，瞪眼怒目看向头部右上方。（图3-1-61）

动作四：保持抻颈姿态，下颌内收，目视右肩峰。头部转正还原。（图3-1-62）

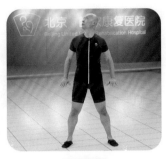 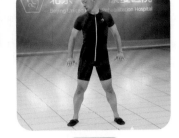

图3-1-61　　　　　　　　　　图3-1-62

【练习次数】重复练习左式动作与右式动作各2遍。

【练习要点】

（1）下颌内收，目视前下方转头时，睁大眼睛，如寻找地面上的微小物体，名曰俯首寻微。抬头上望时，瞪眼怒目如抬头望月。抬头转颈时，目视上方似数星星。

（2）下颌内收，目视前下方转头时，躯干保持竖项提顶、沉肩坠肘状态。抬头上望时，保持转颈幅度不变。

◎康养功效

该式通过转颈、仰头、抻颈动作练习，可以调理颈部四周软组织，改善颈椎各关节柔韧性和灵活性。

第六式　游龙盘柱

【练习要点】

动作一：两膝微屈，重心右移，向左开步。两臂侧举与肩平，掌心向下。（图3-1-63）

动作二：右脚内扣，左脚外摆，身体左转，左臂外旋前抻，右臂先外旋屈肘后内旋向右抻展，使左右两臂形成前抻后伸对拉拔长之势，目视左方。（图3-1-64）

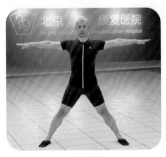 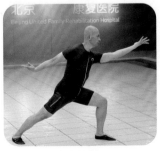

图3-1-63　　　　　　　　　　图3-1-64

动作三：左脚内扣，右脚外摆，身体右转，右臂外旋前抻，左臂先外旋屈肘后内旋向左抻展，使左右两臂形成前抻后伸对拉拔长之势，目视右方。（图3-1-65）

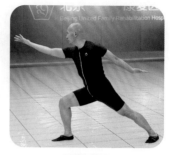

图3-1-65

【练习次数】重复练习动作二至动作三3遍。

【练习要点】

（1）扣脚和摆脚依次进行，扣脚时同侧手臂先外旋屈肘后内旋抻展，摆脚时同侧手臂外旋前抻，前抻后伸对拉拔长。

（2）沉肩，手指尖向后下方，两臂呈对拉状态。

◎康养功效

两臂绕躯干左右盘旋扰动，可使手臂的三阴经和三阳经得到充分伸展，起到疏经通络、畅通气血的作用；屈腕、屈肘等大关节的旋转运动可对关节囊进行保养调理。《黄帝内经》有云："肺心有邪，其气留于两肘。"充分的屈腕与内旋外旋动作除了可调理原穴的作用外，还可调理心肺功能。该动作对于防治网球肘，腕、肘关节的屈伸不利和旋转无力均有很好的调理效果。

第七式 白猿缩身

【练习方法】

动作一：两手自然松垂于体侧。随着吸气，两肩上耸，两手伸出至胸前、并拢成钩状，同时颈项回缩，形成颈项和两肩的上下挤压状态。（图3-1-66）

动作二：保持动作一状态不动，先缓缓向左转头，再缓缓向右转头，最后，头部转正，目视前方。（图3-1-67）

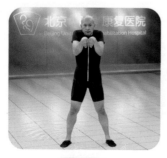

图3-1-66

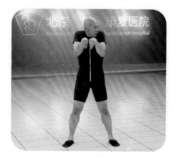

图3-1-67

动作三：随着呼气，两肩松垂，两手还原于体侧，颈项伸展，还原至竖项提顶状态。

【练习次数】重复练习动作一至动作三2遍。

【练习要点】

（1）耸肩上引与颈项回缩同时完成，左右转头时，保持耸肩缩颈状态不变。

（2）吸气时，耸肩缩颈；悬息时，左右转头；呼气时，松肩押颈。

◎康养功效

该式通过耸肩缩颈、左右转头、松肩押颈动作练习，可调理背阔肌、肩胛提肌、菱形肌、竖棘肌、脊上韧带等颈肩部软组织，改善颈椎各关节柔韧性和灵活性，增加关节运动范围，增加椎间隙，减轻颈部椎间盘压力，改善颈椎生理弯曲异常。

第八式 黑熊晃膀

【练习方法】

动作一：松胯屈膝，两手自然垂于体侧。左肩上提后旋，同时，右肩下拉前旋。（图3-1-68）

动作二：左肩下拉前旋，同时，右肩上提后旋。（图3-1-69）

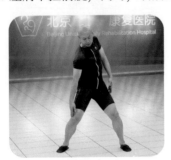 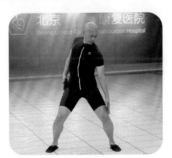

图3-1-68　　　　　　　　　　　图3-1-69

【练习次数】重复练习动作一至动作二8遍。

【练习要点】

（1）左右肩的上提下拉、前旋后旋要协调一致，同时，身体重心左右转换，脊柱轻松蠕动。

（2）旋腰转脊，脊柱要有蠕动，重心要有转换，以腰带臂，旋腰与旋肩配合默契。

◎康养功效

该式通过旋腰转脊动作练习，可以调理脊椎各关节的小关节紊乱，改善脊柱生理弯曲，使脊椎关节及其周围软组织更加顺位；通过左右肩关节的提拉旋绕，可以提高颈肩部肌肉群的柔韧性，松解肩关节局部肌肉、肌腱、关节囊，改善颈肩部及头部供血，对于防治高血压、颈肩痛、肩周炎等病症具有良好效果。

第九式 蛇形蠕动

【练习方法】

动作一：松胯屈膝，弓腰弓背，屈颈，两臂前摆至体前，目视前下方。（图3-1-70）

动作二：随着吸气，伸膝，挺髋，展腹，扩胸，脊柱蠕动，身体直立，微微仰头；同时，两臂外旋后摆，目视上方。（图3-1-71）

动作三：随着呼气，松胯屈膝，向前俯身，弓腰弓背，屈颈，两臂前摆至体前，目视前下方。

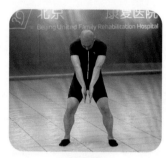
图3-1-70

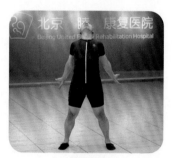
图3-1-71

【练习次数】重复练习动作一至动作三3遍。

【练习要点】

（1）伸膝，挺髋，展腹，扩胸，脊柱蠕动，身体直立，微微仰头，动作要连绵不断、节节贯串，使脊柱由腰椎至颈椎产生节节蠕动的感觉。俯身探掌，松胯屈膝，弓腰弓背，屈颈，两臂前摆，动作亦要连绵不断、节节贯串，使脊柱由腰椎至颈椎产生节节蠕动的感觉。

（2）伸膝、挺髋、展腹、扩胸一气呵成，连贯运动。在保持两腿直立状态下，俯身探掌至极限。

◎康养功效

该式通过脊柱的蠕动练习，可使脊椎关节、腰背和胸腹部软组织得到柔和适度的调理，对于预防颈椎病、腰背疼痛、胸闷气短等疾病具有重要作用。该练习还可提高神经系统的应激性和调控能力，增强人体免疫力，提高脏腑器官的自我生理调节机能。

第十式 左右推碑

以左式动作为例，右式动作方法相同，唯左右方向相反。

【练习方法】

动作一：中定步站立，随着呼气，屈膝下蹲，两掌合于胸前，掌心相对。随着吸气，身体左转，左掌后推，右掌前推，目视后方。（图3-1-72）

动作二：随着呼气，身体转正，两掌合于胸前，掌心相对。目视前方。（图3-1-73）

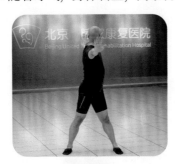
图3-1-72

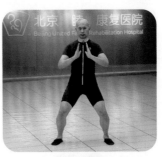
图3-1-73

【练习次数】重复练习动作一至动作二2遍。

【练习要点】动息相随，吸气时转身推掌，呼气时两掌合于胸前。

◎康养功效

中医理论认为，"腰为肾之府"。该式通过反复的旋腰转脊和两臂分推练习，可以调理脊柱，强壮腰肌，缓解腰部疲劳，松解软组织粘连，促进局部的血液循环，从而起到强腰固肾、增益肾气和缓解疼痛等作用。

第十一式 金狮揉球

【练习方法】

动作一：中定步站立，随着吸气，屈膝下蹲，向右旋腰转脊，左臂屈收于胸前，掌心向下，右臂屈收于腹前，掌心向上，两手呈抱球状，目视侧方。（图3-1-74）

动作二：随着呼气，向左旋腰转脊，两手呈抱球状向左平摆至身体左侧，目视侧方。（图3-1-75）

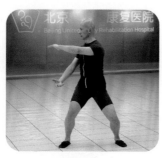
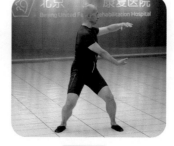

图3-1-74　　　　　　　　　　图3-1-75

动作三：随着吸气，躯干不动，两手上下交换变右手在上，左手在下，两手呈抱球状，目视侧方。（图3-1-76）

动作四：随着呼气，向右旋腰转脊，两手呈抱球状向右平摆至身体右侧，目视侧方。（图3-1-77）

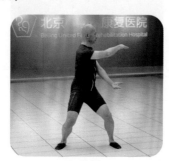
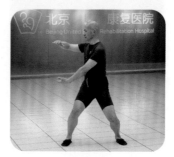

图3-1-76　　　　　　　　　　图3-1-77

【练习次数】重复练习动作一至动作四2遍。

【练习要点】旋腰转脊要充分，手随腰动，细心体会腰部的旋转感。

◎康养功效

该式通过左右旋腰转脊练习，可以加强对脊椎各关节的调理，尤其可加大对下腰部的刺激强度，还可以增强腰背部肌肉、肌腱、筋膜的力量和弹性，对于纠正脊椎小关节紊乱，缓解腰肌劳损症状，对减轻背部、腰部和腿部疼痛具有一定作用。

第十二式 迎风摆柳

【练习方法】

动作一：随着吸气，身体直立，两臂分别沿身体两侧外旋上举，至头部上方时，两掌相合，拇指交叉相扣，上臂贴耳。（图3-1-78）

动作二：随着呼气，向左折体，向右顶髋，抻拉右胁肋。（图3-1-79）

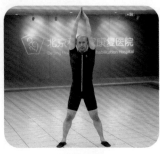

图3-1-78

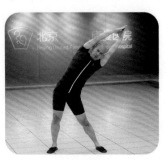
图3-1-79

动作三：随着吸气，躯干直立，两臂上举还原，上臂贴耳。（图3-1-80）

动作四：随着呼气，向右折体，向左顶髋，抻拉左胁肋。（图3-1-81）

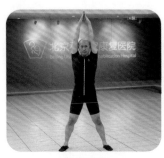
图3-1-80

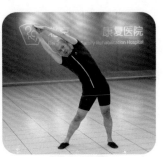
图3-1-81

【练习次数】重复练习动作一至动作四2遍。

【练习要点】

（1）动息相随，协调一致，吸气时两臂上举，呼气时侧身折体。

（2）在保持伸膝直立状态下，左右顶髋折体。同时，左右折体时，保持躯干始终面向正前方。

◎康养功效

该式通过左右顶髋折体、抻拉胁肋动作练习，可使人体脊柱和胁肋部得到充分运动，从而起到增强脾胃运化功能，调理肝、胆二经的作用。躯干的左右立圆蠕动，可使腹腔内的脾、胃、肝胆等脏腑器官得到柔和的按摩调理，增强自身气血循环，提高自我新陈代谢机能。胁肋部的蠕动锻炼，可使身体两侧的肝、胆两经得到调理，起到疏肝利胆的作用。

第十三式 撼摇神柱

以左式动作为例，右式动作方法相同，唯左右方向相反。

【练习方法】

动作一：松胯屈膝，塌腰，翘臀，仰头上望，同时，两臂屈肘，两掌置于头部后侧。（图3-1-82）

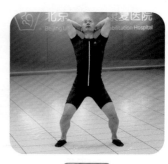

图3-1-82

动作二：先伸膝直立，两臂上举，上臂贴耳。然后，松胯屈膝，两臂仍保持上举，上臂贴耳。

动作三：保持松胯屈膝状态，躯干向左折体，两手沿左→前→右→后逆时针方向摆动4圈。（图3-1-83至图3-1-86）

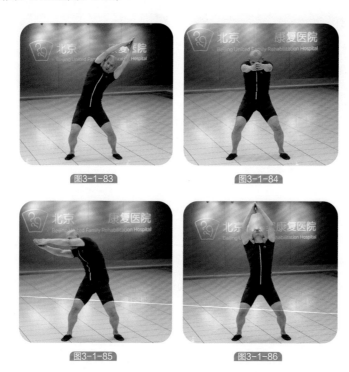

图3-1-83　　　　　　　图3-1-84

图3-1-85　　　　　　　图3-1-86

【练习次数】重复练习动作一至动作三2遍。

【练习要点】

（1）旋腰转脊，以腰带臂，两手在头上画平圆。

（2）以腰为轴，躯干左右折体，前俯后仰，幅度应一致。

◎康养功效

该式通过塌腰翘臀、两手画平圆的动作练习，可使人体腰部和下腹部得到充分锻炼，从而达到固肾强腰、防治腰部疾病、增强胃肠蠕动和排泄功能的目的。由于腰腹部为人体重心所在，是人体活动力量的枢纽，同时也是人体内分泌系统和消化系统的关键部位，中医理论亦认为"腰为肾之府"，因此腰腹的旋转运动和腹部的收缩舒张练习，可使腰腹部的关节、肌肉、韧带得到调理，促进气血循环，缓解腰肌劳损或减轻、消除腰痛等症状，同时，还可对腹腔内脏器进行有规律、柔和的按摩，从而促进其分泌或排泄机能。

第十四式 灵猫戏尾

以左式动作为例，右式动作方法相同，唯左右方向相反。

【练习方法】中定步站立，两手合于胸前，手指朝上，自然呼吸。十指尖指向胸部时，塌腰翘臀；指尖指向左侧时，尾骨向左侧摆动；指尖指向前时，尾骨向前摆动；指尖指向右侧时，尾骨向右侧摆动。（图3-1-87至图3-1-90）

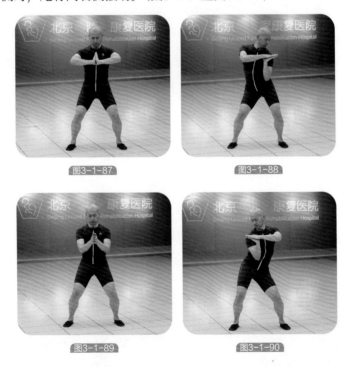

图3-1-87　　　　　　　　　图3-1-88

图3-1-89　　　　　　　　　图3-1-90

【练习次数】重复练习2遍。

【练习要点】躯干直立，膝关节固定，防止内收、外展。旋腕与旋髋协调一致。

◎康养功效

增加髋关节、腰椎关节和腕关节柔韧性，增大活动度。

第十五式　三盘落地

【练习方法】

动作一：中定步站立，随着吸气，屈膝下蹲，躯干保持中正，两臂垂落，两掌下按于髋关节外侧，目视前方。（图3-1-91）

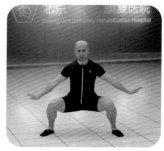

图3-1-91

动作二：随着呼气，伸膝直立，两脚跟提起，两臂侧举，掌心向上，目视前方。

【练习次数】重复练习动作一至动作二2遍。

【练习要点】屈膝下蹲要循序渐进，下蹲后既可以起身，也可以保持静止3～5个呼吸。

◎康养功效

屈膝下蹲练习，一方面可以增强膝、髋、踝关节柔韧性，增大活动范围，促进关节润滑液分泌；另一方面还可以增强腿部、腰背部力量，提高核心力量。

第十六式　平沙落雁

以左式动作为例，右式动作方法相同，唯左右方向相反。

【练习方法】

动作一：中定步站立，随着吸气，伸膝直立，向左转身的同时两臂侧平举，掌心向下，目视左侧。随着呼气，屈膝屈髋下蹲的同时沉肩、坠肘、塌腕、按掌。（图3-1-92、图3-1-93）

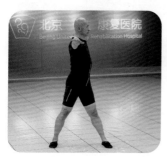

图3-1-92

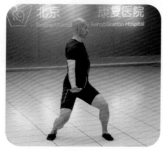

图3-1-93

动作二：随着吸气，伸膝直立，两臂侧平举。随着呼气，屈膝屈髋下蹲的同时沉肩、屈肘、屈腕、立掌。（图3-1-94、图3-1-95）

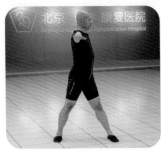
图3-1-94

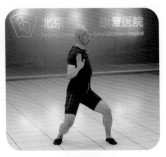
图3-1-95

动作三：随着吸气，伸膝直立，两手塌腕推掌，目视后方。（图3-1-96）

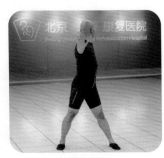
图3-1-96

【练习次数】重复练习动作一至动作三2遍。

【练习要点】上肢运动和下肢运动协调一致。

◎康养功效

加强周身髋、膝、踝、肩、肘、腕、脊椎各关节柔韧性和协调性。

第十七式 凤凰点头

以左式动作为例，右式动作方法相同。

【练习方法】中定步站立，两臂自然侧平举，右腿独立支撑站立，左腿伸直，脚跟离地。左脚先勾脚背屈，左腿挺直，保持5秒。然后，左脚绷脚跖屈，保持5秒。目视前方。（图3-1-97、图3-1-98）

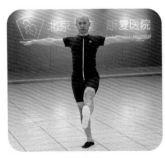
图3-1-97

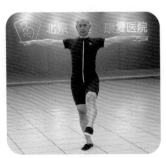
图3-1-98

【练习次数】重复练习2遍。

【练习要点】勾脚背屈和绷脚跖屈要充分。

◎康养功效

提高踝关节活动度和伸展性，增加比目鱼肌、腓肠肌和胫骨前肌的弹性和舒缩力，缓解踝关节疼痛。

第十八式　旋踝转腕

以左式动作为例，右式动作方法相同，唯左右方向相反。

【练习方法】右腿支撑站立，左腿提膝抬起，两手松垂体侧。首先，左脚以踝关节为轴外旋的同时，两手以腕关节为轴外旋。然后，左脚以踝关节为轴内旋，同时两手以腕关节为轴内旋。（图3-1-99、图3-1-100）

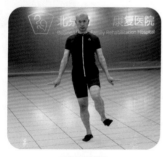
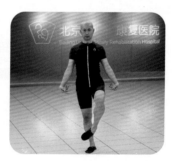

图3-1-99　　　　　图3-1-100

【练习次数】重复练习2遍。

【练习要点】旋踝和旋腕要配合一致，保持重心稳定。

◎康养功效

增加腕、踝关节的柔韧性，增大活动范围，促进关节润滑液分泌，改善四肢末端微循环。提高平衡能力，增强上下肢协调性。

第十九式　旋髋转肩

以左式动作为例，右式动作方法相同，唯左右方向相反。

【练习方法】右腿支撑站立，左腿提膝抬起，两手松垂体侧。首先，左腿以髋关节为轴外旋的同时，两臂以肩关节为轴外旋。然后，左腿以髋关节为轴内旋的同时，两臂以肩关节为轴内旋。（图3-1-101、图3-1-102）

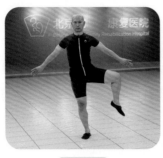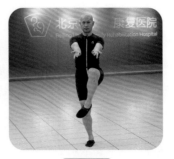

图3-1-101　　　　　　　　　　　图3-1-102

【练习次数】重复练习2遍。

【练习要点】旋肩和转髋要协调一致，保持重心稳定。

◎康养功效

增加肩、髋关节的柔韧性，增大活动范围，促进关节润滑液分泌，改善四肢末端微循环。提高平衡能力，增强上下肢协调性。

收势　捧气灌顶

【练习方法】

动作一：中定步站立，随着吸气，两臂缓缓侧平举，掌心向下，意注劳宫穴，默念劳宫采集大地精华；继续随着吸气，两臂外旋，两掌自然上举至头部斜上方，掌心相对，意注劳宫穴，默念劳宫采集日月精华。（图3-1-103）

动作二：随着呼气，两臂屈臂，两掌经面前、体前缓缓下按至小腹前，掌心向下，掌指相对；随着两掌下按，意念导引天地精华通过百会穴进入体内，灌注周身，濡养五脏六腑、四肢百骸；继续随着呼气，两臂自然向体侧外分至大腿两侧，十指松垂体侧，同时，意念导引体内浊气顺腿而下，通过涌泉穴排出体外。（图3-1-104）

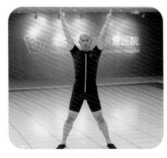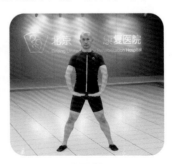

图3-1-103　　　　　　　　　　　图3-1-104

【练习次数】重复练习3遍。

【练习要点】

（1）两臂侧举时，先沉肩，再提肘，后悬腕挑掌，意念两腋下能量团慢慢膨胀，逐渐将两臂徐徐托起，同时意想一股力量牵引自己的十指，慢慢向天边延伸。

（2）对于初学者，如果呼吸比较表浅，两臂上举、下按时可增加一次呼吸，或加快手臂运动速度，基本要求是运动时呼吸自然，不憋气。

◎康养功效

该式通过细、匀、缓、深的腹式呼吸导引，不仅可以有效按摩脏腑，提高脏腑机能，促进内分泌，提升机体免疫力，而且通过增强横膈膜、肋间肌等呼吸肌的力量，可提高人体肺活量和肺泡的换氧能力，从而有效提升人体清除体内自由基的能力，培育正能量。有意识的意念导引活动可以有效改善大脑皮层的功能状态，提高自主神经的调节机能，培育松静自然、恬淡虚无的内养状态，从而提高人体免疫力，预防衰老。

第二节
肌肉柔韧性水中中医运动疗法训练技术

一、概述

肌肉柔韧性训练可以通过牵拉练习来提高肌肉、肌腱中肌梭和腱梭敏感性，增加肌肉长度和弹性，提高肌纤维温度，降低组织液黏度。牵拉不仅可以提高肌肉、肌腱以及关节囊的柔韧性，提高肌肉工作能力，预防运动损伤，还可以减轻或快速消除肌肉疲劳，促进体能恢复。

牵拉训练是提高肌肉柔韧性的主要训练方式，牵拉训练又分为主动牵拉和被动牵拉两种方式。主动牵拉是由练习者主动进行的牵拉运动，通常认为主动牵拉的形式更安全，因为练习者能够主观掌握牵拉的力度和持续时间，从而减少出现过度牵拉和损伤的机会。根据动作特征，主动牵拉又分为静态牵拉和动态牵拉两种方式。其中，静态牵拉是指需要牵拉的肌肉被缓慢地拉长（抑制牵张反射的激发）并保持在一个舒服的范围15～30秒。动态牵拉是指缓慢、有控制地活动肢体来增加整个关节活动范围，通常作为热身的一部分。

在进行水中中医运动疗法牵拉训练时，应遵循以下基本原则：(1) 根据训练目标确定有针对性的牵拉方法；(2) 牵拉过程需遵循缓慢 (Slowly) 牵拉 (Stretch) 保持 (Sustain) 的原则；(3) 在无痛范围内最大限度地牵拉肌肉；(4) 在牵拉终末位保持一定的时间；(5) 牵拉过程中避免产生憋气现象。

提高肌肉柔韧性的水中中医运动疗法牵拉技术主要包括单式训练技术和复合训练技术两类。

二、肌肉柔韧性单式训练技术

（一）上肢肌群牵拉单式训练技术

1. 十字手

【练习方法】中定步站立，随着吸气，两手收于腰部两侧，掌心向上。随着呼气，两臂充分内旋前伸，两掌分别向左前方和右前方推出，掌心向前，手指指向侧方，两臂交叉，塌腕立掌，保持5～6个呼吸。目视前方。（图3-2-1）

【练习方式】动态牵拉或静态牵拉均可。

【练习要点】手臂尽量伸直，不能耸肩。

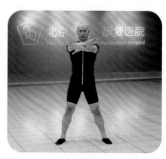

图3-2-1

◎康养功效

主要提高三角肌后束、旋前圆肌、屈腕屈指肌等肌肉的柔韧性。

2. 大鹏展翅

【练习方法】

动作一：中定步站立，随着吸气，两臂前举至与肩同高，掌心相对。随着呼气，两臂外展，中指尖引领向左右侧后方伸展至极限，犹如大鹏展翅，保持20秒或以上。目视前方。（图3-2-2）

动作二：接上式，随着吸气，两臂向前平摆，掌心相对。随着呼气，两臂分别向背侧后方伸展至极限，屈腕勾手，保持5～6个呼吸。目视前方。（图3-2-3）

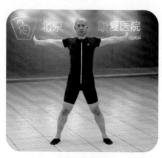

图3-2-2

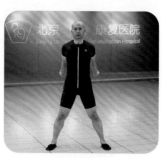

图3-2-3

【练习方式】动态牵拉或静态牵拉均可。

【练习要点】躯干保持直立，手臂尽量伸直，不能耸肩。

◎康养功效

主要提高胸大肌，肱二头肌，三角肌的前、中束，冈下肌，小圆肌与伸腕伸指肌等肌肉的柔韧性。

3. 五劳七伤往后瞧

【练习方法】中定步站立，随着吸气，两臂外旋侧举45°。随着呼气，两臂充分向背侧后伸，保持5～8个呼吸。目视后方。（图3-2-4）

【练习方式】动态牵拉或静态牵拉均可。

【练习要点】躯干保持直立，手臂充分外旋，不能耸肩。

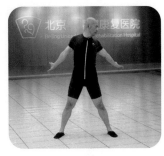

图3-2-4

◎康养功效

主要提高胸小肌、旋后圆肌、肩胛下肌等肌肉的柔韧性。

4. 潜龙出海

以左式动作为例，右式动作方法相同，唯左右方向相反。

【练习方法】中定步站立，两手握拳收于腰部两侧。随着呼气，身体右转，左拳变掌向右侧前伸。随着吸气，身体转正，左臂绕至头部后方，手心贴近头部后侧，保持5～6个呼吸。随着呼气，左臂向左侧前推。目视前方。（图3-2-5至图3-2-8）

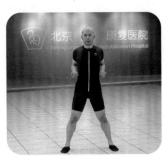

图3-2-5

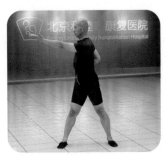

图3-2-6

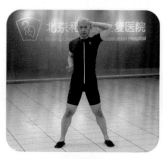
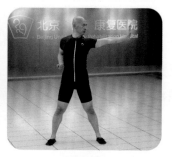

图3-2-7　　　　　　　　　　　图3-2-8

【练习方式】动态牵拉或静态牵拉均可。

【练习要点】尽量保持上体直立，肩关节尽量打开；上臂与肘关节尽量位于头后，肘关节保持屈曲。

◎康养功效

主要提高肱三头肌等肌肉的柔韧性。

（二）下肢肌群牵拉单式训练技术

1. 独立抱膝

以右式动作为例，左式动作方法相同，唯左右方向相反。

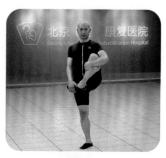

【练习方法】右腿独立站直，左腿屈膝提起，左手环抱左膝，右手抓握左脚。随着吸气，用力使膝关节贴近腹部，臀大肌处有牵拉感觉而不出现疼痛，保持牵拉5～6个呼吸。目视前方。（图3-2-9）

图3-2-9

【练习方式】动态牵拉或静态牵拉均可。

【练习要点】身体保持正直，右腿伸直。

◎康养功效

主要提高臀大肌、腘绳肌等肌肉的柔韧性。

2. 童子拜佛

以右式动作为例，左式动作方法相同，唯左右方向相反。

【练习方法】右腿屈膝半蹲，两臂屈肘，两手合于胸前，左脚置于右膝上方。随着呼气，上体直立前倾，保持5～6个呼吸。目视前方。（图3-2-10）

【练习方式】动态牵拉或静态牵拉均可。

【练习要点】身体保持正直，躯干前倾。

◎康养功效

主要提高梨状肌等肌肉的柔韧性。

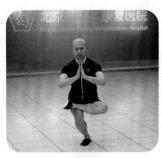

图3-2-10

3. 叉步下蹲

以左式动作为例，右式动作方法相同，唯左右方向相反。

【练习方法】随着吸气，两臂侧平举，右腿向左腿后侧叉步。随着呼气，慢慢屈膝下蹲，两掌下按，保持5～6个呼吸。目视前方。（图3-2-11）

【练习方式】动态牵拉或静态牵拉均可。

【练习要点】身体保持正直，面向前方。

◎康养功效

主要提高阔筋膜张肌等肌肉的柔韧性。

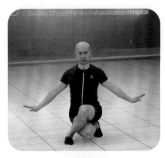

图3-2-11

4. 金鸡报晓

以左式动作为例，右式动作方法相同，唯左右方向相反。

【练习方法】随着吸气，重心移至右腿，左腿屈膝绷脚后伸，两臂上举，两手变勾手，保持5～6个呼吸。目视前方。（图3-2-12）

【练习方式】动态牵拉或静态牵拉均可。

【练习要点】身体保持直立，防止骨盆旋转和前倾，屈膝绷脚。

◎康养功效

主要提高股四头肌等肌肉的柔韧性。

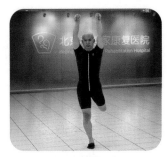

图3-2-12

5. 勾脚前蹬

以左式动作为例，右式动作方法相同。

【练习方法】重心移至右腿站立，两臂侧平举，随着吸气，左腿屈膝提起。随着呼气，左腿伸直，勾脚前蹬，保持5～6个呼吸。目视前方。（图3-2-13）

【练习方式】动态牵拉或静态牵拉均可。

【练习要点】身体保持直立，勾脚，防止蹬伸腿弯曲。

◎康养功效

主要提高腘绳肌、比目鱼肌、腓肠肌等肌肉的柔韧性。

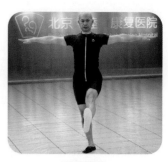

图3-2-13

6. 绷脚弹腿

以左式动作为例，右式动作方法相同。

【练习方法】重心移至右腿站立，两臂侧平举，随着吸气，左腿屈膝后伸。随着呼气，左腿伸直，充分绷脚，保持5～6个呼吸。目视前方。（图3-2-14）

【练习方式】动态牵拉或静态牵拉均可。

【练习要点】身体保持直立，绷脚，防止弹踢腿弯曲。

◎康养功效

主要提高腓骨长短肌等肌肉的柔韧性。

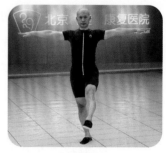

图3-2-14

（三）躯干肌群牵拉单式训练技术

1. 神龟抻颈

【练习方法】中定步站立，两掌下按于体侧，脊柱充分拔伸，两肩胛骨充分下沉。随着呼气，下颌尽量贴近胸部，保持5～6个呼吸，然后随着吸气慢慢还原。目视前下方。（图3-2-15）

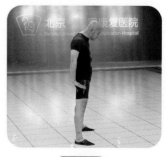

图3-2-15

【练习方式】动态牵拉或静态牵拉均可。

【练习要点】脊柱拔伸，肩胛骨下沉，下颌充分贴近胸部。

◎康养功效

主要提高肩胛提肌等肌肉的柔韧性。

2. 引背仰吸

【练习方法】中定步站立，随着呼气，屈膝屈髋，脊柱拔伸，收腹含胸，弓腰弓背，两肩胛骨外展，下颌内收贴近胸部，两臂内旋垂于体前，保持5~6个呼吸。目视前下方。随着吸气，伸膝、挺髋、展腹、扩胸、仰头、肩胛骨下沉，两臂外旋后伸，保持5~6个呼吸。目视上方。（图3-2-16、图3-2-17）

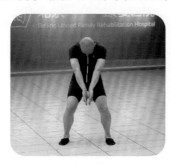
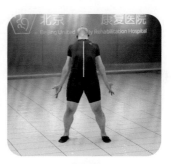

图3-2-16 图3-2-17

【练习方式】动态牵拉或静态牵拉均可。

【练习要点】脊柱拔伸，引背时充分含胸收腹，仰吸时后背充分反弓。

◎康养功效

主要提高背阔肌、竖脊肌、斜方肌、菱形肌、肩胛提肌、胸大肌、腹直肌等肌肉的柔韧性。

3. 迎风摆柳

【练习方法】中定步站立，随着吸气，两臂上举，两手在头部上方相合，脊柱拔伸。随着呼气，躯干缓缓向两侧侧屈，抻拉胁肋，保持5~6个呼吸。目视前方。（图3-2-18、图3-2-19）

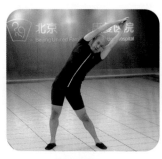
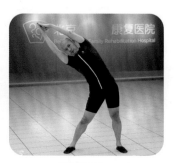

图3-2-18 图3-2-19

【练习方式】动态牵拉或静态牵拉均可。

【练习要点】脊柱拔伸，躯干侧屈时保持骨盆稳定，身体不能旋转。

◎康养功效

主要提高肋间内肌、肋间外肌、腹内斜肌、腹外斜肌、腰方肌等肌肉的柔韧性。

三、肌肉柔韧性复合训练技术

功法名称：水疗易筋经

水疗易筋经是在继承传统导引术易筋经基础上创编而成的一套抻筋拔骨、易筋壮骨的筋骨康复方法，共有十二个动作。该功法主要通过上肢、躯干、下肢的屈伸、抻展、螺旋缠绕等技术练习，牵拉刺激全身各部位的肌肉、肌腱、韧带、关节囊及筋膜等，改善软组织的柔韧性和灵活性，促进活动部位的气血循环和新陈代谢，促进关节润滑液分泌，增强骨密度，提高骨骼、肌肉、肌腱、关节囊的活动功能，具有调理经筋、疏通经络、畅通气血的功效。

第一式 韦驮献杵第一势

【练习方法】中定步站立，随着吸气，两臂先外展再内收，两掌合于胸前，掌心相对，拇指上翘，保持3～5个呼吸。目视前下方。（图3-2-20）

【练习要点】

（1）动息相随，以息为准。举臂和合手的速度快慢要以本人的呼吸频率为准，动作配合呼吸。

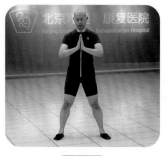

图3-2-20

（2）气定神敛，意念集中，排除杂念，为练功做好思想准备。

◎康养功效

有利于意念集中，排除杂念。

第二式 韦陀献杵第二势

【练习方法】

动作一：随着吸气，两肘外展至与肩平；随着呼气，两臂前伸；随着吸气，两臂向左右两侧分开至身体两侧；随着呼气，两臂侧平伸。目视前方。（图3-2-21）

动作二：随着吸气，提踵，两臂上举，与头同高，立掌，保持3～5个呼吸。随着呼气，落脚跟，两掌下按至肩高。目视前方。（图3-2-22）

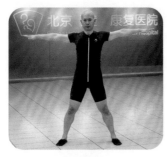 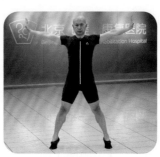

图3-2-21　　　　　　　　　　图3-2-22

【练习要点】

（1）先提踵，待身体保持平稳后再立掌举臂。

（2）动息相随，形体动作的运动速度与呼吸节奏密切配合，动作配合呼吸。

◎康养功效

（1）锻炼肋间肌等呼吸肌力量和伸展性，提高肩、臂肌肉力量，改善肩关节柔韧性。

（2）疏通上肢经络，调养心、肺之气，提高呼吸功能，促进气血循环。

第三式 韦陀献杵第三势

【练习方法】

动作一：两臂屈肘，两手置于两肩前；随着吸气，提踵，两掌上托，掌心向上，手指相对，目视前方，保持3～5个呼吸。（图3-2-23）

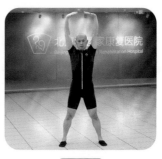

图3-2-23

动作二：随着呼气，落脚，两臂侧分下落至与肩高。目视前方。

【练习要点】

（1）先提踵，待身体保持平稳后再两掌上托。

（2）动息相随，形体动作的运动速度与呼吸节奏密切配合，动作配合呼吸。

◎康养功效

（1）提高腓肠肌、比目鱼肌、臀大肌、竖脊肌、背阔肌以及手臂肌群的肌肉力量，增强踝、肩、腕关节的柔韧性，提高身体平衡功能，促进全身血液循环。

（2）调理三焦以及手足三阴经之气。

第四式 摘星换斗势

以左式动作为例，右式动作方法相同，唯左右方向相反。

【练习方法】

动作一：屈膝微蹲，身体右转，右手置于后腰处，手背贴紧腰背，左手置于右髋关节外侧，目视左手。（图3-2-24）

动作二：随着吸气，身体伸膝站立，身体左转，左手经右肩前、面前向左后上方上举至极限，目视左手，眼随手动。随着呼气，屈膝下蹲，左手变勾手，保持3～5个呼吸。目视左手方向。（图3-2-25）

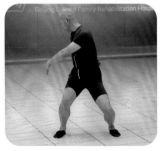
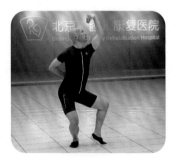

图3-2-24　　　　图3-2-25

【练习要点】

（1）以腰带臂，旋腰和转颈动作要量力而行，以不产生疼痛为准。

（2）动息相随，形体动作的运动速度与呼吸节奏密切配合，动作配合呼吸。

◎康养功效

锻炼腰、背、手臂的肌肉、筋膜力量和柔韧性，增强脊椎关节、肩关节和腕关节柔韧性，增大活动度。

第五式 倒拽九牛尾势

以左式动作为例，右式动作方法相同，唯左右方向相反。

【练习方法】

动作一：中定步站立，随着呼气，屈膝下蹲，两臂侧平举，掌心向下。身体左转成左弓步，两手握拳，拳眼向上，两臂平举，左臂在前。随着吸气，重心后移，身体左转，左臂外旋屈肘置于左肩前，右臂内旋屈肘置于后腰部，目视左后下方，保持3～5个呼吸。（图3-2-26、图3-2-27）

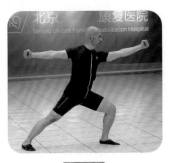

图3-2-26　　　　图3-2-27

动作二：随着呼气，重心前移成左弓步，两臂还原成平举。目视前方。

【练习要点】

（1）以腰带臂，旋腰、旋臂和转颈动作要量力而行，以不产生疼痛为准。

（2）动息相随，形体动作的运动速度与呼吸节奏密切配合，动作配合呼吸。

◎康养功效

（1）增强腰背部、颈部、手臂部肌群的柔韧性和弹性，提高脊椎各关节以及肩、肘、腕关节的柔韧性，增大活动范围。

（2）调理带脉、膀胱经和肾经，固肾壮腰。

第六式 出爪亮翅势

【练习方法】

动作一：两臂向两侧水平抬起，再向胸前移动成前平举，掌心相对。随着吸气，展肩扩胸，两臂外展；随着呼气，立掌前推，十指分开，怒目瞪眼，目视前方，保持3～5个呼吸。（图3-2-28）

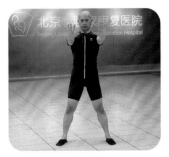

图3-2-28

动作二：随着吸气，两手掌心向下，两臂先水平外展再收回至身体两侧。目视前方。

【练习要点】

（1）展肩扩胸至极限，十指尽力分开，怒目瞪眼。

（2）动息相随，形体动作的运动速度与呼吸节奏密切配合，动作配合呼吸。

◎康养功效

（1）锻炼斜方肌（尤其是其中部纤维），大、小菱形肌及背阔肌（尤其是其上部纤维），肩胛下肌以及手臂肌群等软组织的力量和耐力；提高肩、肘、腕关节柔韧性。

（2）增强呼吸肌力量，提高肺的通气和换气能力。

第七式 九鬼拔马刀势

以左式动作为例，右式动作方法相同，唯左右方向相反。

【练习方法】

动作一：中定步站立，左手置于头部后方，右手背紧贴后腰部。随着呼气，屈膝下蹲，身体右转至极限，收腹、含胸、屈颈，目视右后下方。保持3～5个呼吸。（图3-2-29、图3-2-30）

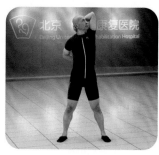
图3-2-29

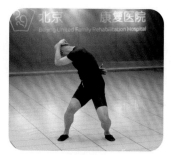
图3-2-30

动作二：随着吸气，伸膝站立，身体左转，展肩扩胸，两肘充分外展，目视左肘方向。保持3～5个呼吸。

【练习要点】

（1）以腰带臂，旋腰、转颈和躯干前屈动作要量力而行，以不产生疼痛为准。

（2）动息相随，形体动作的运动速度与呼吸节奏密切配合，动作配合呼吸。

◎康养功效

（1）锻炼躯干后部、前部肌群柔韧性和伸展性；增强髋、膝、踝、脊椎关节的柔韧性，增大活动度；提高膈肌、肋间肌、腹肌等呼吸肌力量，增强肺功能。

（2）调理带脉、督脉、膀胱经和肾经，起到强腰固肾的作用。

第八式 三盘落地势

【练习方法】

动作一：中定步站立，随着吸气，伸膝站立，两脚跟提起，两臂外旋侧平举。目视前方。（图3-2-31）

动作二：随着呼气，屈膝下蹲，两掌下按至髋关节外侧。目视前方。（图3-2-32）

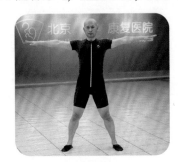 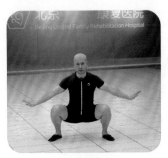

图3-2-31　　　　　图3-2-32

【练习要点】动息相随，形体动作的运动速度与呼吸节奏密切配合，动作配合呼吸。

◎康养功效

锻炼下肢肌群力量，提高髋、膝、踝关节柔韧性，增大活动范围。

第九式 青龙探爪势

以左式动作为例，右式动作方法相同，唯左右方向相反。

【练习方法】

动作一：中定步站立，随着吸气，展肩扩胸，两手握拳置于腰部两侧；随着呼气，身体右转，左手由拳变掌向右侧伸出至极限，目视右方。保持3～5个呼吸。（图3-2-33）

动作二：随着吸气，身体左转，左手经脑后落于左肩前，目视前方；随着呼气，向左转头，左手立掌向左推出，目视左方。（图3-2-34）

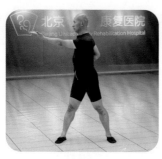

图3-2-33

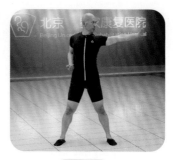

图3-2-34

【练习要点】

（1）以腰带臂，旋腰转动幅度要量力而行，以不产生疼痛为准。

（2）动息相随，形体动作的运动速度与呼吸节奏密切配合，动作配合呼吸。

◎康养功效

（1）锻炼腰背部肌群力量和柔韧性，提高脊椎关节柔韧性，增大活动范围。

（2）调理带脉，固肾壮腰。

第十式 饿虎扑食势

以左式动作为例，右式动作方法相同，唯左右方向相反。

【练习方法】

动作一：中定步站立，屈膝下蹲，向左转身成左弓步，两掌前推置于胸前，目视前方。随着吸气，重心后移，两手变虎爪先下按，然后屈肘屈腕回收，同时上半身后仰，脊柱蠕动。（图3-2-35）

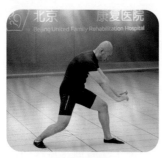

图3-2-35（1）

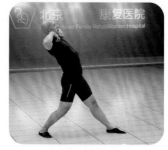

图3-2-35（2）

动作二：随着呼气，重心前移还原成左弓步，两掌前推置于胸前。目视前方。（图3-2-36）

动作三：随着吸气，挺胸展腹，脊柱向上拔伸，抬头上望，同时两掌塌腕按掌于髋关节两侧，掌指向前。（图3-2-37）

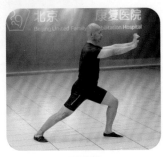 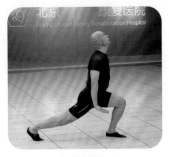

图3-2-36　　　　　　　　　　图3-2-37

【练习要点】

（1）脊柱蠕动要节节引领，连绵不断。

（2）动息相随，形体动作的运动速度与呼吸节奏密切配合，动作配合呼吸。

◎康养功效

（1）锻炼背部肌群的柔韧性和弹性，提高脊椎各关节及肩、肘、腕关节的柔韧性，增大活动范围。

（2）调理督脉、膀胱经、肾经，壮骨生髓，增强中枢神经系统功能。

第十一式 打躬势

【练习方法】

动作一：中定步站立，两臂先外展侧平举，再屈肘，两手掩耳，鸣天鼓9次。随着呼气，含胸收腹，屈颈低头，弓腰弓背，目视前下方，保持3～5个呼吸。（图3-2-38、图3-2-39）

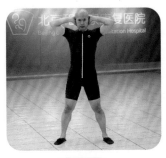 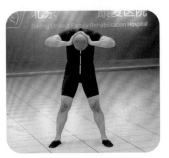

图3-2-38　　　　　　　　　　图3-2-39

动作二：随着吸气，屈膝下蹲，塌腰翘臀，挺胸展腹，抬头上望，使脊柱形成向前的弓形，保持3～5个呼吸。（图3-2-40）

【练习要点】动息相随，形体动作的运动速度与呼吸节奏密切配合，动作配合呼吸。

◎康养功效

提高腰背部和颈部肌群的柔韧性和弹性，改善脊椎各关节的柔韧性，增大活动范围。

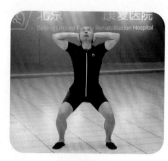

图3-2-40

第十二式 工尾势

以左式动作为例，右式动作方法相同，唯左右方向相反。

【练习方法】

动作一：中定步站立，两臂先外展再内收，两手十指于体前交叉，掌心向内，屈肘内收。随着吸气，两臂内旋，两掌前推，掌心向前。目视前方。

动作二：随着呼气，两手和臀部左摆，向左转头后视，保持3～5个呼吸。（图3-2-41）

动作三：随着吸气，两手和臀部右摆，向右转头后视，保持3～5个呼吸，然后身体转正还原，目视前方。（图3-2-42）

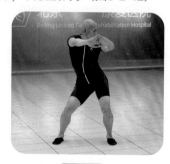

图3-2-41

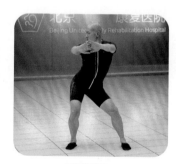

图3-2-42

【练习要点】

（1）转头和摆臀同时进行。

（2）动息相随，形体动作的运动速度与呼吸节奏密切配合，动作配合呼吸。

◎康养功效

（1）提高下肢后侧肌群和腰背部肌群的柔韧性；扩大脊椎关节左右屈伸范围，增强关节柔韧性，增大活动度。

（2）调理膀胱经和肾经，固肾壮腰。

→ 第四章

平衡协调性水中中医运动疗法训练技术

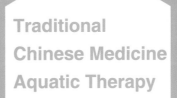

Traditional Chinese Medicine Aquatic Therapy

内容提要

平衡协调功能训练是水中中医运动疗法训练的重要组成部分。本章将简要介绍平衡功能和协调功能的基本概念、影响因素及其训练原则，重点阐述促进静态平衡、动态平衡和协调性功能的训练方法，使习练者理解和掌握单式和复合训练技术的练习方法、练习要点及其康养功效等内容。

第一节
平衡性概述

一、基本概念

平衡是指人体所处的一种稳定状态，不论处在何种位置、开展何种运动或受到外力作用时，都能自动地调整并维持姿势。水中中医运动疗法，能激发姿势反射，加强前庭器官的稳定性，改善平衡功能。

平衡可分为静态平衡和动态平衡两种。静态平衡是动态平衡的基础，没有静态平衡的稳定，就没有动态平衡的发展。

静态平衡是指人体在无外力的作用下，保持某一静态姿势，控制自身及调整自身平衡的能力，主要依赖于肌肉的等张收缩及关节两侧肌肉协同收缩来完成。在运动康复方面，提高静态平衡能力的常用运动疗法主要包括单脚站立、前脚掌支撑地面站立和下蹲等训练方法。独立站立姿态下的提膝平衡、控腿平衡、燕式平衡、升降桩、虚步桩，独立支撑下的关节运动以及腿部的内收和外展练习等是水中中医运动疗法静态平衡训练的常用方法。

动态平衡是指在外力作用于人体或原有平衡被破坏后，人体需要不断地调整自己的姿势来维持新的平衡的一种能力，主要依赖于肌肉的等张收缩来完成。虽然动态平衡运动干预形式在日常生活中并不多见，但是动态平衡运动干预形式对于患者提升平衡能力有很大的帮助。在学术界一般将其分为两种平衡形式，即自我动态平衡和他人动态平衡。自我动态平衡形式是相对于静态平衡而言的，因此也称之为二级平衡，其含义与静态平衡相差不大，主要指在受到外来刺激后可以通过人体自有的抵抗力来调整姿势，达到自我平衡的目的，例如坐姿的调换，由一种坐姿调换为另一种坐姿。水中中医运动疗法对于自我动态平衡能力的训练主要采用行进间的动作技术，如搂膝拗步、野马分鬃、左右云手、倒卷肱等。他人动态平衡形式是比自我动态平衡形式难度更大的平衡形式，因此又称其为三级平衡，具体含义是指人体在速度加快、减慢过程中，能够迅速调整重心和姿势保持身体平衡的能力，例如在行驶的公交车中行走。水中中医运动疗法对他人动态平衡能力的训练可以采用双人推手方式，操作方法是一方主动发力推动另一方，造成其身体重心失去平衡，迫使其迅速做出反应和调整并尽快恢复平衡。

在运动康复领域，对于平衡能力的训练一般常采用动态平衡训练与静态平衡训练相结合的方式。

二、影响平衡性的因素

人体平衡能力主要受以下几种因素的影响，无论哪一个条件存在不足，都会影响自身平衡能力。

（一）肌肉力量和耐力

维持人体平衡能力需要一定的躯干、双侧上肢及下肢的肌力来调整姿势。当人体肌力和耐力降低，特别是躯干和下肢的肌力低下时，将大大影响患者的平衡功能。水中中医运动疗法训练非常注重半蹲位的躯干及下肢训练，有利于提高维持身体平衡的能力，能预防跌倒导致的损伤。对于肌力低下的患者，若不能及时调整身体的反应能力，不能做出相应的保护性反应，如双上肢的保护性反应，患者的坐位平衡将受到破坏；而下肢肌力若不够，患者的立位平衡不能维持，不能出现跨步、跳跃反应等，患者就很容易摔倒并受伤。

（二）关节和软组织的活动度和柔韧性

平衡的维持除了需要躯干及上下肢的肌力加以维持外，关节的灵活度和软组织的柔韧度因素也非常重要。对于患者来说，仅有良好的关节活动范围是不够的，还要有肌肉的柔韧性以及伸展度，特别是跨两个关节的长肌肉。水中中医运动疗法为提高平衡能力提供了大量有针对性的关节柔韧性和肌肉柔韧性训练技术。（详见第三章）

（三）本体感受效应

平衡训练可以加强关节的本体感受，刺激姿势反射，常用于因神经系统或前庭器官病变而引起的平衡功能障碍患者。

（四）视觉及空间感知能力

视觉对于维持身体平衡至关重要，可以在睁眼训练能够熟练准确掌握动作技术前提下，逐渐过渡到闭眼训练，不断增强患者控制平衡的能力。

（五）前庭功能

通过改变头颈部的姿态，如选用包含转头、低头、仰头、头部侧倾等头部运动的技术动作，提高前庭器官敏感性，以利于机体的定向和维持身体的平衡。

（六）触觉的输入和敏感度，尤其是手部和足部的感觉

平衡性水中中医运动疗法训练包含丰富的手、足运动技术，可以提高练习者的平衡能力。

（七）中枢神经系统的功能

意识集中和意动形随是水中中医运动疗法的突出特点，一方面可以增强中枢神经系统机能，另一方面通过反复的神经—肌肉反射训练，可以提高神经对肌肉尤其是主动肌的控制能力，使主动肌与拮抗肌更加协调。

三、平衡性训练基本原则

在进行平衡训练时，应遵循的基本原则有以下几个。

（1）由易到难，渐进增加难度。

（2）由静态平衡训练到动态平衡训练。静态平衡是动态平衡的基础，没有静态平衡的稳定，就没有动态平衡的发展。依据此原则，水中中医运动疗法在设计训练技术时，宜先进行定步静态练习，再进行定步动态练习，最后过渡到活步动态练习。

（3）由大支撑面逐渐过渡到小支撑面。

（4）由低身体重心逐渐过渡到高身体重心。

（5）由睁眼训练逐渐过渡到闭眼训练。

（6）从无头颈参与活动逐渐过渡到有头颈参与活动等。

在平衡训练过程中，还应注意如下事项：训练过程可以借助镜子进行姿势矫正；当练习者姿势发生改变时，治疗师需要应用口令指导矫正；练习者姿势向一侧倾斜时，治疗师不要立即施加保护，可以轻轻向倾斜方向推练习者，以诱发姿势反射而使其直立。

第二节
平衡性水中中医运动疗法
训练技术

一、平衡性单式训练技术

（一）静态平衡练习

1. 中定步

中定步既是水中中医运动疗法的基本步型，也是其他技术练习的准备姿势。中定步要求做到五平五正、身正体松，该技术要领可以使脊柱顺位，纠正脊柱畸形或小关节紊乱，改善身体前后、左右、上下、内外的肌张力平衡，从而疏通经络，调畅气血，逐步达到"骨正筋柔，气血以流"的效果。

在中定步基础上进行前后、左右、上下、内外的周身动态技术练习，可以有效促进四肢百骸、脏腑经络的形态顺位和功能归位，从而达到"形正则体松，体松则气顺，气顺则血畅，血畅则神宁，神宁则脏腑得养，脏腑得养则身健心康"的养生效果。

【练习方法】两脚分开，平行站立，两脚之间的距离要宽于肩，趾尖朝前，两臂松垂体侧。下颌微收，竖项提顶，松肩坠肘，舒胸拔背，松腰敛臀，脚掌踏地，舌抵上腭，唇齿微合，呼吸徐缓，目视前方，意守丹田，气定神敛。（图4-2-1）

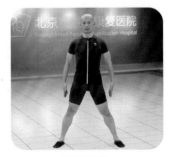

图4-2-1

【练习要点】身体中正，松静自然，呼吸徐缓，气定神敛。

2. 抱球桩

【练习方法】中定步站立，随着吸气，两臂先外展，再外旋内收，合于胸前，掌心相对，两臂微屈，呈抱球状。（图4-2-2）

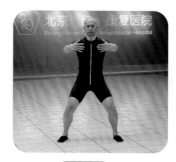

图4-2-2

【练习要点】下颌微收，竖项提顶，松肩坠肘，舒胸拔背，松腰敛臀，膝尖到地面的垂线不超过脚尖，两臂放松，脚掌踏地，舌抵上腭，唇齿微合，呼吸徐缓，目视前方，意守丹田，气定神敛。

3. 一字桩

【练习方法】中定步站立，随着吸气，屈膝下蹲，两臂外展，保持侧平举，掌心向下。目视前方。（图4-2-3）

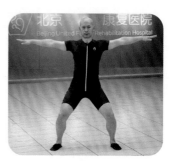

图4-2-3

【练习要点】下颌微收，竖项提顶，松肩坠肘，舒胸拔背，松腰敛臀，膝尖到地面的垂线不超过脚尖，两臂放松，脚掌踏地，舌抵上腭，唇齿微合，呼吸徐缓，目视前方，意守丹田，气定神敛。

4. 虚步桩

以左式动作为例，右式动作方法相同，唯左右相反。

【练习方法】中定步站立，屈膝下蹲，重心移至右腿。随着吸气，两臂内旋外展，左腿向前迈步，伸腿勾脚。随着呼气，两臂外旋内收合于体前，右手在左肘关节下方。目视前方。（图4-2-4）

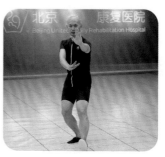

图4-2-4

5. 弓箭步

以左式动作为例，右式动作方法相同，唯左右相反。

【练习方法】中定步站立，屈膝下蹲，两臂侧平举，重心移至右腿，左腿向前迈步成左弓步，右腿蹬直。目视前方。（图4-2-5）

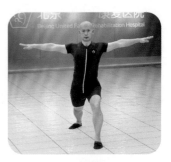

图4-2-5

6. 登山步

以左式动作为例，右式动作方法相同，唯左右相反。

【练习方法】中定步站立，屈膝下蹲，两臂侧平举，重心移至右腿，左腿向前迈步，两腿弯曲，右脚跟提起。目视前方。（图4-2-6）

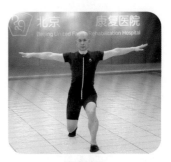

图4-2-6

7. 金鸡独立步

以左式动作为例，右式动作方法相同，唯左右相反。

【练习方法】中定步站立，两臂侧举，身体重心缓缓移至左腿，静止站立，右膝提起，右手抱右膝，左手紧握右脚尖，使右膝关节尽量贴近身体，目视前方，静止15秒。（图4-2-7）

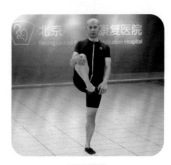

图4-2-7

8. 控腿平衡

以左式动作为例，右式动作方法相同，唯左右相反。

【练习方法】中定步站立，两臂侧平举，身体重心缓缓移至右腿，静止站立，左腿勾脚向前举腿至最大限度。目视前方。（图4-2-8）

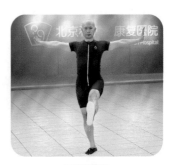

图4-2-8

9. 燕式平衡

以左式动作为例，右式动作方法相同，唯左右相反。

【练习方法】中定步站立，屈膝下蹲，两臂侧平举，塌腕立掌，身体重心缓缓移至左腿，右腿绷脚后伸，躯干微前俯，挺胸塌腰。目视前方。（图4-2-9）

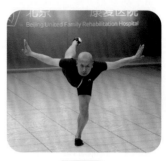

图4-2-9

（二）动态平衡练习

1. 升降桩

（1）定步升降桩。

【练习方法】中定步站立，随着吸气，伸膝直立，两臂慢慢上掤至胸前。随着呼气，屈膝下蹲，两手慢慢下按至髋关节两侧。目视前方。（图4-2-10）

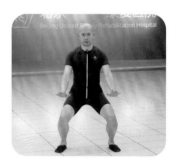

图4-2-10

（2）提踵升降桩。

【练习方法】提踵站立，随着吸气，伸膝直立，两臂慢慢上掤至胸前。随着呼气，屈膝下蹲，两手慢慢下按至髋关节两侧。目视前方。（图4-2-11）

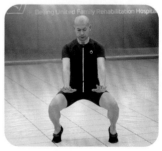

图4-2-11

2. 开合桩

【练习方法】中定步站立，屈膝下蹲，两臂前举至胸前，掌心相对。随着吸气，两臂外展。随着呼气，两臂内收。目视前方。（图4-2-12、图4-2-13）

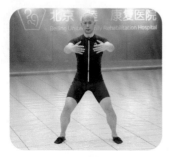

图4-2-12

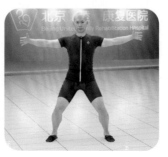

图4-2-13

3. 进步

以左进步练习为例，右进步练习方法相同，唯左右相反。

【练习方法】中定步站立，两臂侧平举，重心缓缓移至右腿，左脚内收至右脚内侧。保持重心稳定，左脚缓缓向左前方迈出，脚跟着地。随后身体重心缓缓前移，左腿屈膝，左脚掌着地落实，右腿缓缓伸直成左弓步。目视前方。（图4-2-14、图4-2-15）

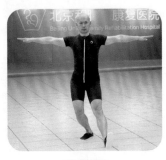 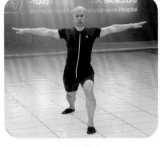

图4-2-14　　　　　　　　　　　图4-2-15

4. 退步

以右退步练习为例，左退步练习方法相同，唯左右相反。

【练习方法】中定步站立，两臂侧平举，重心缓缓移至左腿，右脚内收至左脚内侧。保持重心稳定，右脚缓缓向右后方迈出，脚尖着地。随后身体重心继续缓缓后移，左腿屈膝，右腿伸直，右脚跟翘起。目视前方。（图4-2-16、图4-2-17）

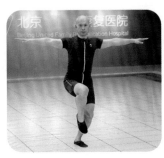 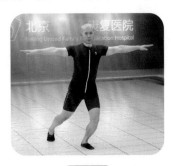

图4-2-16　　　　　　　　　　　图4-2-17

5. 侧行步

（1）平行侧行步。

以左平行侧行步练习为例，右平行侧行步练习方法相同，唯左右相反。

【练习方法】中定步站立，两臂侧举，身体重心缓缓移至右腿，左脚向左迈步，

脚尖着地。然后，左脚掌着地踏实，身体重心缓缓左移至左腿，右脚内收至中定步。目视前方。（图4-2-18）

（2）交叉侧行步。

交叉侧行步分为前交叉侧行步和后交叉侧行步两种，以后交叉侧行步练习为例，前交叉侧行步练习方法相同，唯方向相反。

【练习方法】中定步站立，两臂侧平举，身体重心缓缓移至左腿，右腿屈膝内收，右脚经左腿后侧向左后方迈出，脚尖着地。然后，右脚掌着地踏实，身体重心缓缓移至右腿，左脚向左迈出，脚尖着地。目视前方。（图4-2-19）

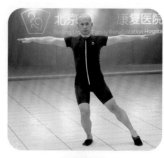
图4-2-18

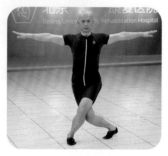
图4-2-19

6. 雀跃步

（1）原地雀跃步。

【练习方法】中定步站立，两臂侧举，缓缓屈膝下蹲，然后两脚蹬地，屈膝跳起。然后，身体在水中缓缓下落，两脚尖着地。目视前方。

（2）前雀跃步。

【练习方法】中定步站立，两臂侧举，身体重心缓缓移至右腿，左脚内收至右脚内侧。然后，右腿蹬地前跳，左脚向前跨跳，脚尖着地，右脚顺势收至左脚内侧。目视前方。

（3）后雀跃步。

练习方法同前雀跃步，唯方向相反。

（4）左雀跃步。

【练习方法】中定步站立，两臂侧举，身体重心缓缓移至右腿，左脚内收至右脚内侧。然后，右腿屈膝蹬地向左跳起，左脚向左跨跳，脚尖先着地，右脚顺势收至左脚内侧。目视前方。

（5）右雀跃步。

练习方法同左雀跃步，唯左右相反。

（6）旋转跳。

【练习方法】中定步站立，两臂侧举，屈膝下蹲，两腿蹬地跳起后尽力向左（右）转体，然后随着重心下降，两脚尖着地。转体时注意保持身体正直，不要左右侧倾。

7. 活步掤式

以左式动作为例，右式动作方法相同，唯方向相反。

（1）进步掤式。

【练习方法】中定步站立，左脚先向前迈出一步，右手在上，双手在胸前成抱球状。随着重心前移，左臂上掤；随着重心后移，两手同时垂落。（图4-2-20、图4-2-21）

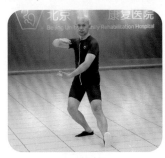 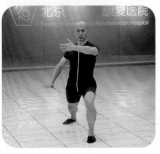

图4-2-20　　　　　　　　　　图4-2-21

（2）侧行步掤式。

【练习方法】中定步站立，两臂沿身体两侧上掤，同时右脚向左腿后方叉步，然后左脚向左侧移步，两手下按至体侧。（图4-2-22、图4-2-23、图4-2-24）

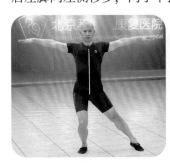 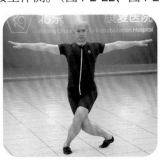 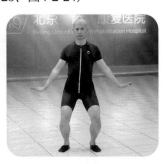

图4-2-22　　　　　　　图4-2-23　　　　　　　图4-2-24

8. 活步捋式

以左式动作为例，右式动作方法相同，唯左右相反。

（1）进步捋式。

【练习方法】中定步站立，左脚先向前迈出一步，随着重心前移，两手同时由后向前捋至身体前方；随着重心后移，两手同时由前向后捋至体前。（图4-2-25、图4-2-26）

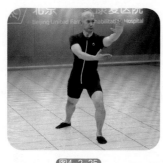

图4-2-25　　　　　　图4-2-26

（2）退步捋式。

【练习方法】中定步站立，左脚先向后退一步，两臂向前捋至身体前方，随着身体左转，左右两手同时由前向后捋出。（图4-2-27、图4-2-28）

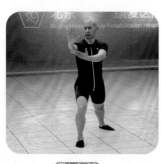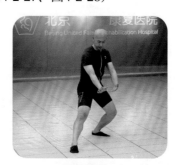

图4-2-27　　　　　　图4-2-28

9. 活步挤式

以左式动作为例，右式动作方法相同，唯左右相反。

（1）进步挤式。

【练习方法】中定步站立，左脚先向前迈出一步，随着重心前移，两手搭腕，置于胸前，两臂向前挤出；随着重心后移，两臂回收至胸前。（图4-2-29、图4-2-30）

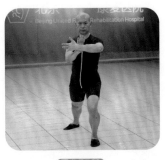 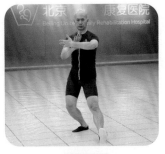

图4-2-29　　　　　　　　　　图4-2-30

（2）侧行步挤式。

【练习方法】中定步站立，左脚向左迈步，两手搭腕置于胸前，随着右脚向左脚靠拢，两臂向左挤出。（图4-2-31、图4-2-32）

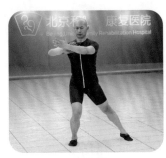 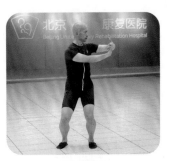

图4-2-31　　　　　　　　　　图4-2-32

10. 活步按式

【练习方法】中定步站立，左脚向前迈步，两掌置于腹前，然后重心前移成左弓步，两手顺势向前按出。（图4-2-33、图4-2-34）

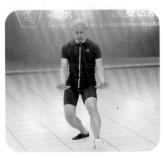 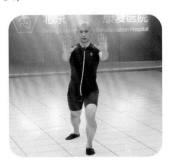

图4-2-33　　　　　　　　　　图4-2-34

11. 活步採式

（1）活步前採式。

以左式动作为例，右式动作方法相同，唯左右相反。

【练习方法】中定步站立，左脚向前迈步，两臂先前平举，随着重心后移，两手握拳由前向后经身体两侧向身体左右侧后方採拉。（图4-2-35、图4-2-36）

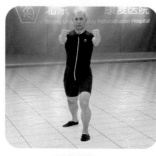
图4-2-35

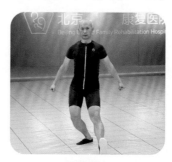
图4-2-36

（2）活步侧採式。

以右式动作为例，左式动作方法相同，唯左右相反。

【练习方法】左腿在前，右腿在后，成弓步站立，两臂向前将至身体前方，随着身体右转，左右两手握拳同时向身体右侧採出。（图4-2-37、图4-2-38）

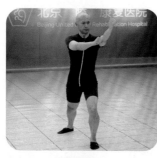
图4-2-37

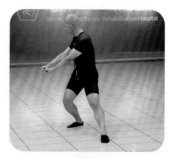
图4-2-38

12. 活步挒式

（1）进步挒式。

以左式动作为例，右式动作方法相同，唯左右方向相反。

【练习方法】中定步站立，左脚向前迈步，两臂先右侧平举，伴随身体左转，两手同时向左沿水平方向做挒式练习。（图4-2-39、图4-2-40）

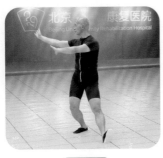
图4-2-39

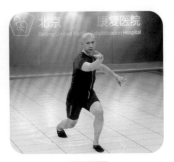
图4-2-40

（2）侧行步捯式。

以左式动作为例，右式动作方法相同，唯左右相反。

【练习方法】中定步站立，右脚向左腿后方叉步，同时两臂向左捯出；左脚向左迈步，同时两臂向右捯出。（图4-2-41、图4-2-42）

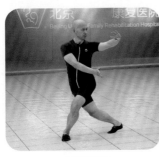

图4-2-41

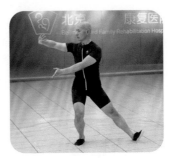
图4-2-42

13. 活步肘式

（1）连续进步肘式。

【练习方法】两腿交替前行，左腿上步时两臂同时完成上击肘，右腿上步时两臂同时完成下击肘，两腿形成中定步时先做横击肘，再做侧击肘。（图4-2-43至图4-2-46）

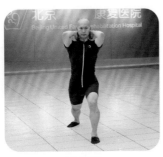

图4-2-43

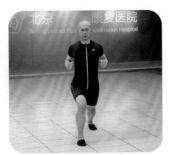
图4-2-44

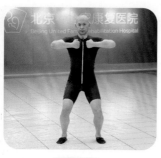
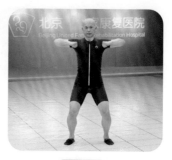

图4-2-45　　　　　　　　图4-2-46

（2）连续退步肘式。

【练习方法】两腿交替后退，右腿退步时两臂同时完成上击肘，左腿退步时两臂同时完成下击肘，两腿形成中定步时先做横击肘，再做侧击肘。

14. 搂膝拗步

以左式动作为例，右式动作方法相同，唯左右相反。

【练习方法】

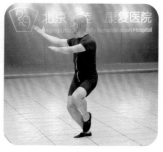

图4-2-47

动作一：上体右转，右脚外摆，收左脚至右脚内侧。右手向右后方举起，掌心向斜上方。左手随之向右画弧，掌心斜向下至右上臂内侧。目视右手。（图4-2-47）

动作二：开胯屈肘。出左脚向前上步，右臂屈肘，掌心斜向前，左手向下画弧至腹前。目视前方。（图4-2-48）

动作三：弓步搂推。重心前移，成左弓步，右手成立掌向前推出，左手由左膝前搂过，按于左胯旁。目视前方。（图4-2-49）

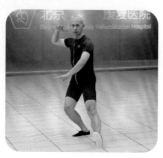
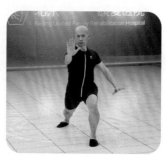

图4-2-48　　　　　　　　图4-2-49

15. 倒卷肱

以左式动作为例，右式动作方法相同，唯左右相反。

【练习方法】

动作一：随着吸气，左腿提膝，身体右转，右手向侧后方举起，手略高于肩，左手向前方举起，与肩同高，两手掌心朝斜上方。目视前方。（图4-2-50）

动作二：随着呼气，左脚后撤，重心后移，右脚前脚掌着地，成虚步。右手向前推出，掌心向前，左手向后收至腰间。目视前方。（图4-2-51）

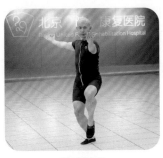

图4-2-50　　　　　　　图4-2-51

16. 左右云手

以左式动作为例，右式动作方法相同，唯左右相反。

【练习方法】

动作一：重心右移，微屈膝，横向出左脚。上体右转，右掌经面前向右画弧摆动，左掌下落于腹前。目视右方。（图4-2-52）

动作二：上体左转，重心左移，右脚内收。上体继续左转，左掌经面前向左画弧摆动，右掌下落于腹前。目视左方。（图4-2-53）

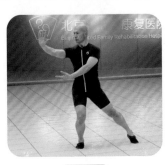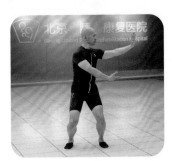

图4-2-52　　　　　　　图4-2-53

二、平衡性复合训练技术

功法名称：活步水疗太极

预备势　中定式

【练习方法】两脚分开，平行站立，两脚之间的距离要宽于肩，脚尖朝前，两膝微屈，两臂松垂体侧。下颌微收，竖项提顶，松肩坠肘，舒胸拔背，松腰敛臀，脚掌踏地，舌抵上腭，唇齿微合，呼吸徐缓，目视前方，意守丹田，气定神敛。

第一式　定步升降式

【练习方法】

动作一：中定步站立，周身放松，两臂松垂，呼吸徐缓，气定神敛。随着吸气，两臂经体前上掤至与肩同高，掌心向下，十指松垂，两眼自然向前平视。意注两臂上掤时水对手臂的阻力。（图4-2-54）

动作二：随着呼气，松胯屈膝，沉肩坠肘，两掌下按至腹前，掌心向下，指尖向前，两眼自然向前平视。意注两掌下按时水对手臂的阻力。（图4-2-55）

【练习次数】两臂一掤一按重复练习3遍。

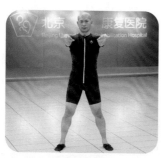
图4-2-54

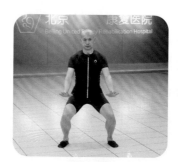
图4-2-55

第二式　进步掤式

以左式动作为例，右式动作方法相同，唯左右相反。

【练习方法】

动作一：接上式，身体重心缓缓移至右腿，左脚收至右脚内侧。同时，向右旋腰

转脊，右臂屈收于胸前，掌心向下。左臂屈收于腹前，掌心向上，两掌呈抱球状，目视侧方。（图4-2-56）

动作二：左脚经右脚内侧向左前方迈出，脚跟着地。随着呼气，向左旋腰转脊，重心前移成左弓步，同时，左臂向前向上掤出，掌心向内。右手向后向下按于右髋关节外侧，掌心向下。目视前方。（图4-2-57）

【练习次数】重复练习动作一至动作二2遍。

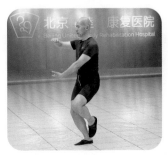
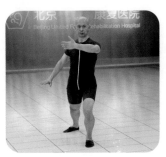

图4-2-56　　　　　　　　　　　图4-2-57

第三式　退步捋式

【练习方法】

动作一：接上式，随着吸气，两手前伸，掌心斜相对。随着呼气，左脚经右脚内侧向左后方迈步，向左旋腰转脊，重心后移，两臂顺势向左、向下、向后回捋。眼随手动。（图4-2-58）

动作二：重心缓缓移至左腿，右脚经左脚内侧向右后方迈步，脚尖着地。随着吸气，两手前伸，掌心斜相对。随着呼气，重心后移，向右旋腰转脊，两臂顺势向右、向下、向后回捋。眼随手动。（图4-2-59、图4-2-60）

【练习次数】重复练习动作一至动作二2遍。

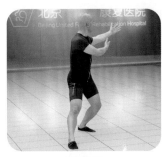
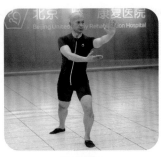
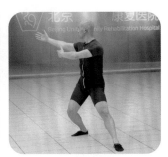

图4-2-58　　　　　　　　图4-2-59　　　　　　　　图4-2-60

第四式　侧行步挤式

【练习方法】

动作一：左脚内收至右脚内侧，然后向左侧方迈出，脚尖着地。随着吸气，身体右转，左臂屈肘置于胸前，右手置于左臂内侧。随着呼气，重心左移，右脚内收至左脚内侧，同时向左旋腰转脊，左臂向左横向挤出，右手也顺势左推。目视侧方。（图4-2-61、图4-2-62）

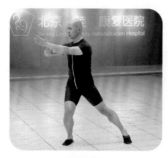
图4-2-61

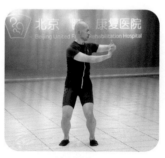
图4-2-62

动作二：重心移至左腿，右脚向右侧迈步，脚尖着地。随着吸气，身体左转，右臂屈肘置于胸前，左手置于左臂内侧。随着呼气，重心右移，同时向右旋腰转脊，右臂向右横向挤出，左手也顺势右推。目视侧方。（图4-2-63、图4-2-64）

【练习次数】重复练习动作一与动作二各2遍。

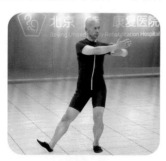
图4-2-63

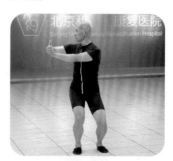
图4-2-64

第五式　进步按式

【练习方法】

动作一：重心移至右腿，左脚向前迈步成左弓步。随着吸气，向左旋腰转脊，两臂前伸，与肩同宽，两掌心向下。随着呼气，重心后坐，两臂先向胸前屈收回引，再下按至腹前，然后两手顺势向前按出。（图4-2-65、图4-2-66）

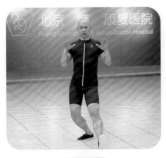
图4-2-65

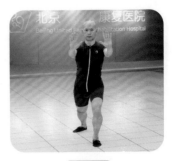
图4-2-66

动作二：重心移至左腿，右脚向前迈步成右弓步。随着吸气，向右旋腰转脊，两臂前伸，与肩同宽，两掌心向下。随着呼气，重心后坐，两臂先向胸前屈收回引，再下按至腹前，然后两手顺势向前按出。

【练习次数】重复练习动作一至动作二2遍。

第六式 退步採式

【练习方法】

动作一：接上式，随着吸气，两手前伸握拳。随着呼气，重心后坐，向左旋腰转脊，两手顺势向左、向下、向后回採。眼随手动。（图4-2-67、图4-2-68）

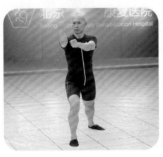
图4-2-67

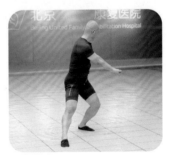
图4-2-68

动作二：接上式，重心移至左腿，右脚经左脚内侧向右后方迈步，脚尖着地。随着吸气，两手前伸握拳。随着呼气，重心后坐，向右旋腰转脊，两手顺势向右、向下、向后回採。眼随手动。（图4-2-69、图4-2-70）

【练习次数】重复练习动作一至动作二2遍。

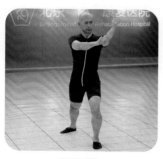

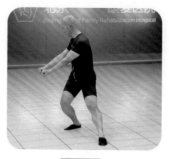

图4-2-69　　　　　　　　　　　图4-2-70

第七式　进步捯式

【练习方法】

动作一：接上式，左脚向前迈步外摆。随着吸气，两臂屈收于胸前，两手变掌。随着呼气，重心前移，向左旋腰转脊，两手向左捯出。眼随手动。（图4-2-71、图4-2-72）

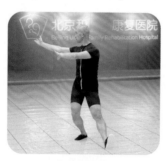

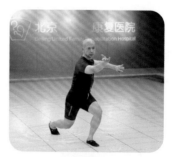

图4-2-71　　　　　　　　　　　图4-2-72

动作二：重心前移，右脚经左脚内侧向前迈步外摆。随着吸气，两臂屈收于胸前，随着呼气，重心前移，向右旋腰转脊，两手向右捯出。眼随手动。

【练习次数】重复练习动作一至动作二2遍。

第八式　退步肘式

【练习方法】

动作一：中定步站立，随着吸气，两臂屈肘，两手握拳置于胸前。随着呼气，重心后移，左脚经右脚内侧向左后方迈步，脚尖着地，同时两肘向前、向上击肘。目视前方。（图4-2-73）

动作二：重心后移，右脚经左脚内侧向右后方迈步，脚尖着地。随着呼气，两肘向下、向后击肘。目视前方。（图4-2-74）

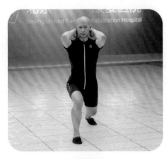
图4-2-73

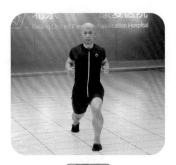
图4-2-74

动作三：重心后移，左脚回收成中定步。随着呼气，两肘分别经身体两侧向前水平横击肘。目视前方。（图4-2-75）

动作四：随着呼气，两肘分别向左右两侧水平击肘。目视前方。（图4-2-76）

【练习次数】练习动作一至动作四1遍。

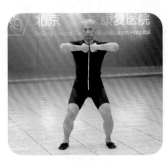
图4-2-75

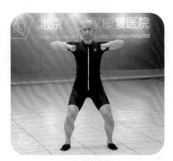
图4-2-76

收势 捧气灌顶

练习方法与练习要点同水疗关节功的收势捧气灌顶。

第三节
协调性概述

一、基本概念

协调性是人体通过自我调节，完成流畅、准确且有控制的随意运动的一种能力。协调性是人体正常运动的重要组成部分，也是体现运动控制的有力措施。运动过程是否准确流畅，不仅取决于肌肉的动员数量和冲动频率的控制，还依赖于肌肉在速度、力量和幅度等方面的密切配合。准确完成动作的过程中，协调性主要体现为协调各组肌群的收缩与放松，使多组肌群共同参与并相互配合，和谐地完成动作。

协调性与平衡性不同。协调性必须在集中注意力的前提下，多种感受器共同参与才能完成，即让患者在有意识控制下，训练其在神经系统中形成预编程序，留下自动的多块肌肉协调运动的记忆印迹，使患者能够随意再现多块肌肉协调、主动运动形式的能力。

协调性训练的目的是形成感觉印象和运动程序，两者存储于大脑中，进而产生动作。在中枢神经系统未受损，但因运动神经元或软组织疾病导致运动障碍时，通过练习可以重新启用正常情况下被抑制的神经通路。在中枢神经系统受损时，可通过未受损神经元的侧支生长、其他神经元或神经通路的替代，在受损区域外的其他地方重新形成感觉印象和运动程序。

协调性训练的关键是在注意力高度集中的前提下进行正确的重复训练。主要方法是在不同体位下分别进行肢体、躯干的协调性训练，反复强化练习。只有一种动作重复得足够多，这种过程才会被记忆和储存，并且在不断重复的过程中，实现动作自动化。

二、协调性训练基本原则

（一）针对性原则

协调性水中中医运动疗法训练要明确目标并保证完成训练任务。例如，如果确定早期帕金森病患者的行走能力训练是关键，活步练习就必不可少，但刚开始不必强调行走的协调性。

（二）循序渐进原则

协调性水中中医运动疗法训练应遵循由单式技术练习到复合技术练习，由单侧训练到双侧训练，由坐姿训练到站姿训练，先静态练习后动态练习，先快练后慢练等原则。例如，先做单侧手臂的缠丝练习再到双侧手臂的缠丝练习；先进行静态桩功练习，再进行定步水中中医运动疗法技术练习，后过渡到活步水中中医运动疗法技术练习；先睁眼完成技术动作，利用视觉反馈进行平衡调整，等动作熟练后再交替睁眼或闭眼，最后闭眼练习；先进行快速练习，再过渡到缓慢练习。总之，难度和复杂度逐步提高，在练习者适应和掌握前者训练目标后，再进行下一步训练。

（三）小负荷原则

在协调性水中中医运动疗法训练过程中，注意运动负荷要小，练习者不需过度用力。因为只有在小负荷的情况下，才能使活动局限于单块肌肉。如果过度用力，会引起兴奋向其他神经元扩散，从而引起其他肌肉的收缩，使运动更不协调。水的浮力可以减轻肌肉运动负荷，使身心更加放松，所以水中中医运动疗法训练更有利于提高患者的协调性。

（四）无痛原则

患者应在关节活动无明显疼痛感的前提下进行协调性水中中医运动疗法训练。

（五）分解教学原则

由于患者协调性功能差，对于复杂动作的学习应采用分解教学法，便于患者理解和掌握，达到更好的教学效果。例如，在学习进步技术时，可以将这一步法分解为屈膝提腿、伸膝迈步、脚跟着地、脚掌踏实、重心前移等五个步骤，在患者掌握每个技术细节的前提下，再逐渐过渡到完整连贯的进步练习。

第四节
协调性水中中医运动疗法
训练技术

一、协调性单式训练技术

（一）定步掤式

以左式动作为例，右式动作方法相同，唯左右相反。

【练习方法】

动作一：中定步站立，随着吸气，向右旋腰转脊，右臂屈收于胸前，掌心向下。左臂屈收于腹前，掌心向上，两掌呈抱球状，目视侧方。（图4-4-1）

动作二：随着呼气，向左旋腰转脊，同时左臂向前、向上掤出，掌心向内。右手向后、向下按于右髋关节外侧，掌心向下。目视前方。（图4-4-2）

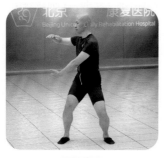
图4-4-1

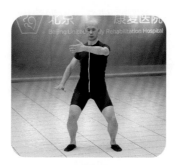
图4-4-2

（二）定步捋式

1. 中定步左右捋式

以左式动作为例，右式动作方法相同，唯左右相反。

【练习方法】中定步站立，左右两手在身体两侧同时由前方向左后方捋出。（图4-4-3、图4-4-4）

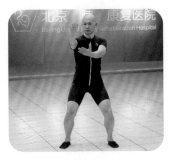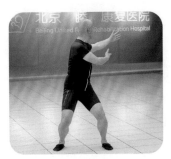

图4-4-3　　　　　　　　　　图4-4-4

2. 三体步左右捋式

以左式动作为例，右式动作方法相同，唯左右相反。

【练习方法】右脚在前，左脚在后，随着重心后移，两手在身体同一侧由前方向侧后下方捋出；随着重心前移，两手摆至身体前方。（图4-4-5）

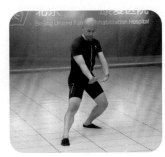

图4-4-5

（三）定步挤式

1. 前挤式

【练习方法】中定步站立，右手搭腕，置于胸前，随着呼气，两臂向前挤出；随着吸气，两臂收回还原。（图4-4-6）

2. 侧挤式

【练习方法】中定步站立，左手搭腕，置于胸前，两臂向左挤出，回收；两臂交换，置于胸前，两臂向右挤出，回收。（图4-4-7）

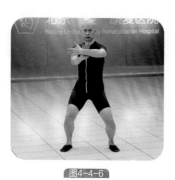
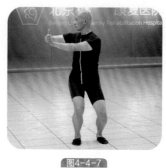

图4-4-6　　　　　　　　　　图4-4-7

（四）定步按式

1. 定步前按式

【练习方法】中定步站立，两手同时于体前先下按，再前推。（图4-4-8）

2. 定步侧按式

【练习方法】中定步站立，两手同时于身体两侧先下按，再向左右两侧推出。（图4-4-9）

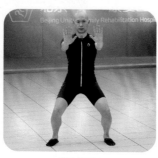
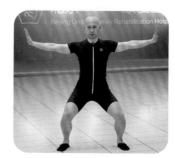

图4-4-8　　　　　　　　　　图4-4-9

（五）定步採式

1. 定步左右採式

【练习方法】中定步站立，两臂先前平举，然后两手握拳由前向后经身体两侧向身体侧后方採拉。（图4-4-10）

2. 定步同侧採式

【练习方法】三体步站立，两臂先侧平举，然后两手握拳向身体侧方採拉。（图4-4-11）

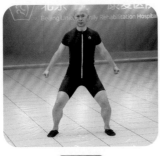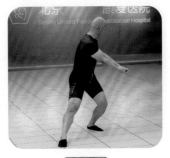

图4-4-10　　　　　　　　　图4-4-11

（六）定步挒式

1. 双手挒式

以左式动作为例，右式动作方法相同，唯左右相反。

【练习方法】中定步站立，两臂先前平举，随身体左转，两手同时向左沿水平方向做挒式练习。（图4-4-12、图4-4-13）

【练习要点】旋腰转脊，腰部发力，以腰带臂，眼随手动。

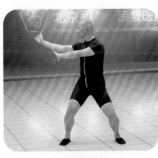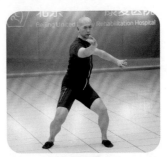

图4-4-12　　　　　　　　　图4-4-13

2. 单手挒式

以左式动作为例，右式动作方法相同，唯左右相反。

【练习方法】中定步站立，随着吸气，身体右转，两臂合抱于身体右侧，左手在下，右手在上，掌心相对。随着呼气，向左旋腰转脊，左手向左上方挒击，右手向右下方

采拉。目视左手方向。（图4-4-14、图4-4-15）

【练习要点】旋腰转脊，以腰带臂，眼随手动。两臂的捌击和采拉要对称用力，协调发力。

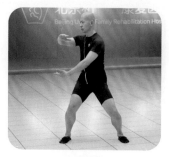

图4-4-14

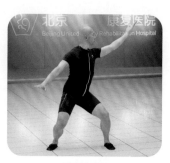

图4-4-15

（七）定步肘式

1. 上击肘

【练习方法】中定步站立，两臂屈肘，同时由下向上击肘。（图4-4-16）

2. 下击肘

【练习方法】中定步站立，两臂屈肘，同时由上向下击肘。（图4-4-17）

3. 横击肘

【练习方法】中定步站立，两臂屈肘，同时经身体左右两侧向体前水平击肘。（图4-4-18）

4. 侧击肘

【练习方法】中定步站立，两臂屈肘，同时向身体左右两侧水平击肘。（图4-4-19）

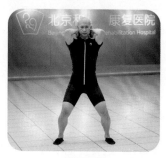

图4-4-16

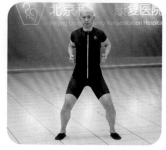

图4-4-17

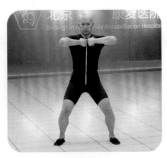
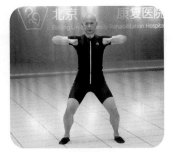

图4-4-18　　　　　　　　　　　图4-4-19

二、协调性复合训练技术

功法一：水疗八段锦

八段锦的产生具有上千年的历史，由于其强身健体、防治疾病的效果显著而广受欢迎并流传至今。

八段锦的主要运动特征有：动作简单易学；动作和呼吸配合默契；身体中正，始终保持脊柱的伸展状态，无论是在躯干前俯或侧屈状态，都始终要求虚领顶劲和脊柱延伸；左右协调对称和上下相随。左式动作与右式动作交替练习，要求协调对称，唯方向相反，左臂和右臂的动作要协调配合，左腿和右腿的动作要协调配合，下肢动作与上肢动作要协调配合，身体重心的升降起伏与上肢动作要协调配合。八段锦通过有意识地调控大脑对身体四肢和躯干的运动锻炼，可以有效刺激大脑皮层和皮层下运动中枢的兴奋性，提高左右脑控制身体协调运动的能力。

预备势　中定式

【练习方法】

动作一：两脚分开，平行站立，两脚之间的距离要宽于肩，脚尖朝前，两膝微屈，两臂松垂体侧。下颌微收，竖项提顶，松肩坠肘，舒胸拔背，松腰敛臀，脚掌踏地，舌抵上腭，唇齿微合，呼吸徐缓，目视前方，意守丹田，气定神敛。

动作二：随着吸气，两臂内旋侧分。随着呼气，屈膝下蹲，两臂环抱胸前，掌心向内，手指相对。目视前方。（图4-4-20）

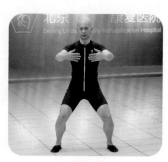

图4-4-20

【练习要点】

（1）屈膝下蹲时，膝盖不过脚尖，躯干正直，沉肩坠肘。

（2）动息相随，以息为准。四肢动作与重心起伏的速度快慢要以本人的呼吸频率为准，动作配合呼吸。

◎康养功效

（1）调整身形，周身放松，使身体每个关节、肌肉顺位，起到"骨正筋柔，气血以流"的康养效果。

（2）调匀呼吸，精神放松，意识集中。

第一式　双手托天理三焦

【练习方法】

动作一：接预备势，两臂自然垂落于腹前。随着吸气，十指交叉，缓缓起身站立，两臂屈肘上推至胸前，然后，两臂内旋，反掌自然上撑，目视手背。最后，两掌尽力上撑至极限，保持1～2个呼吸。（图4-4-21）

动作二：随着呼气，屈膝下蹲，十指分开，两臂侧分沿身体两侧下落。（图4-4-22）

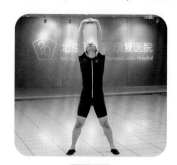

图4-4-21

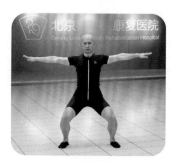

图4-4-22

【练习次数】重复练习动作一至动作二4遍。

【练习要点】

（1）屈肘托掌时，避免耸肩；直臂托掌时，上臂尽量贴近耳朵。

（2）上下相随，伸膝站立时两臂上撑，屈膝下蹲时两臂垂落。

（3）动息相随，以息为准。四肢动作与重心起伏的速度快慢要以本人的呼吸频率为准，动作配合呼吸。

◎康养功效

（1）通过上肢、下肢、躯干以及重心升降的协调配合练习，提高全身协同运动能力，增强身体协调性。

（2）提高躯干、上肢、下肢各关节、肌肉、筋膜的柔韧性和力量；提高膈肌升降幅度，增强肺功能；增大胸腹压差，提高脏腑自身能量代谢水平，保养脏腑。

第二式 左右开弓似射雕

【练习方法】

动作一：随着吸气，重心右移开左步，两臂合于胸前搭腕，左臂在外，右臂在内，掌心向内。（图4-4-23）

动作二：随着呼气，屈膝下蹲成马步，左手变八字掌向左推掌，右臂屈肘向右侧伸展，右手变龙爪，目视左方。（图4-4-24）

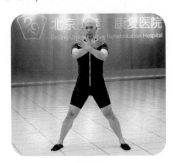

图4-4-23

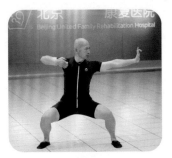

图4-4-24

动作三：随着吸气，右臂内旋，右手变掌向右推出，左手变掌向左推出。目视前方。（图4-4-25）

动作四：随着呼气，恢复为中定步，两手下落。目视前方。

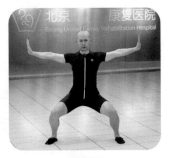

图4-4-25

【练习次数】重复练习动作一至动作四4遍。

【练习要点】

（1）屈膝下蹲成马步时，膝盖到地面的垂线不超过脚尖，躯干保持正直。

（2）在完成起身搭腕、马步挽弓、右移撑掌动作过程中，要做到上肢、下肢、躯干、头颈以及重心升降的协调配合；直臂推掌与屈肘伸展时，要求对称用力，对拉拔长。

（3）动息相随，以息为准。四肢动作与重心起伏的速度快慢要以本人的呼吸频率为准，动作配合呼吸。

◎康养功效

（1）通过上肢、下肢、躯干、头颈以及重心升降的协调配合练习，提高全身协同运动能力，增强身体协调性。

（2）通过两臂屈伸、对拉拔长练习，可以提高上肢的柔韧性和力量；通过下肢蹲起练习，可以提高躯干后部、臀部、下肢肌群力量以及髋、膝、踝关节的柔韧性。

（3）依据中医学"肝有邪，其气留于两腋""肺心有邪，其气留于两肘"理论，通过反复充分抻拉腋下练习，可以疏肝理气，提高肝胆功能；通过反复充分屈压、伸展肘关节练习，可以提高心肺功能。根据经络学说原理，通过反复的拇指和食指的充分背伸练习，可以刺激肺经和大肠经，起到通经活络、调和气血的功效。

第三式 调理脾胃需单举

以左式动作为例，右式动作方法相同，唯左右相反。

【练习方法】

动作一：随着吸气，两臂外旋合于胸前，左臂在内。伸膝直立，左臂内旋上举，掌心朝上，手指向右，同时右臂内旋，右手下按于右髋关节外侧，掌心朝下，手指向前。向右转头，目视右方。（图4-4-26、图4-4-27）

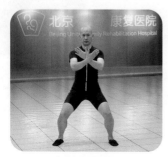
图4-4-26

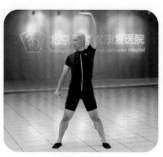
图4-4-27

动作二：随着呼气，屈膝下蹲成中定步，两臂外旋合于胸前，右臂在内，目视前方。

【练习次数】重复练习动作一至动作二2遍。

【练习要点】

（1）手臂上举时，尽量保持上臂贴耳，掌心朝上；收式时，左手按掌不动，右手先前摆后下按于右髋关节外侧。

（2）在完成起身举臂撑掌、屈膝按掌动作过程中，要做到上肢、下肢、躯干、头颈以及重心升降的协同配合，上下相随，左右相随；直臂撑掌与按掌时，要求对称用力，对拉拔长，头部侧转。

（3）动息相随，以息为准。四肢动作与重心起伏的速度快慢要以本人的呼吸频率为准，动作配合呼吸。

◎康养功效

（1）通过上肢、下肢、躯干、头颈以及重心升降的协调配合练习，可以提高全身协同运动能力，增强身体协调性。

（2）通过两臂屈伸、上撑下按的对拉拔长练习，可以提高上肢的柔韧性和力量；通过下肢蹲起练习，可以提高躯干后部、臀部、下肢肌群力量以及髋、膝、踝关节的柔韧性。

（3）通过躯干两侧反方向的上下抻拉练习，可以按摩脾、肝，刺激胃肠蠕动，提高消化吸收能力。

第四式 五劳七伤往后瞧

以左式动作为例，右式动作方法相同，唯左右相反。

【练习方法】

动作一：随着吸气，伸膝直立，松腕舒指，两臂先侧下举后充分外旋、后伸至极限。两肩胛骨充分内收，展肩扩胸。向左转头，目视后下方。（图4-4-28）

动作二：随着呼气，屈膝下蹲，两臂内旋按掌。目视前方。（图4-4-29）

【练习次数】重复练习动作一至动作二2遍。

【练习要点】

（1）转头不转身，避免躯干后仰；肩胛骨充分内收；两臂充分外旋后伸。

（2）做到上肢、下肢、肩胛骨、头颈以及重心升降运动的协同配合，上下相随，左右相随。

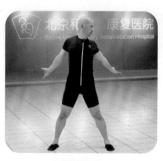
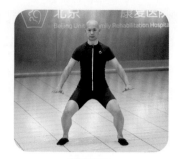

图4-4-28　　　　　　　　　　　图4-4-29

（3）动息相随，以息为准。四肢动作、转头后视与重心起伏的速度快慢要以本人的呼吸频率为准，动作配合呼吸。

◎康养功效

（1）通过上肢、下肢、肩胛骨、头颈的协调配合练习，提高全身协同运动能力，增强身体协调性。

（2）通过展肩扩胸练习，可以扩展胸廓，提高心肺功能；通过旋臂后视练习，可以提高肩胛骨以及上肢的柔韧性和力量；通过下肢起蹲练习，可以提高躯干后部、臀部、下肢肌群力量，以及髋、膝、踝关节的柔韧性。

第五式　摇头摆尾祛心火

以左式动作为例，右式动作方法相同，唯左右相反。

【练习方法】

动作一：中定步站立，随着呼气，屈膝下蹲，两臂屈肘于胸前，掌心向下，指尖相对。随着吸气，重心左移，旋腰转脊，身体左转至极限，左肘关节摆至身体后方，目视左肘方向。（图4-4-30、图4-4-31）

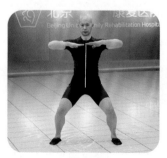
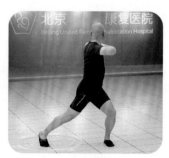

图4-4-30　　　　　　　　　　　图4-4-31

动作二：随着呼气，重心右移，身体转正还原，两臂屈肘于胸前，掌心向下。目视前方。

【练习次数】重复练习动作一至动作二2遍。

【练习要点】

（1）做到上肢、下肢、头颈的协同配合，上下相随，左右相随。

（2）旋腰转脊、转颈时保持重心稳定，尽量保持脊柱延伸。

（3）动息相随，以息为准。左右旋腰侧摆的速度快慢要以本人的呼吸频率为准，动作配合呼吸。

◎康养功效

（1）通过上肢、下肢、躯干、头颈以及重心左右移动的协调配合练习，提高全身协同运动能力，增强身体协调性。

（2）通过旋腰转脊练习，可以提高臀部、腰背与颈部后侧关节、肌群的柔韧性和力量。中医理论认为"腰为肾之府"，加强腰背锻炼可以调理督脉、肾经和带脉，起到壮腰固肾的作用。

第六式 双手攀足固肾腰

【练习方法】

动作一：随着吸气，伸膝直立，两臂于体前上举，掌心朝前。目视前方。（图4-4-32）

动作二：随着呼气，两臂屈肘，两掌下按至胸前。目视前方。（图4-4-33）

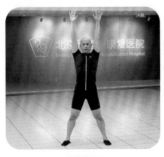
图4-4-32

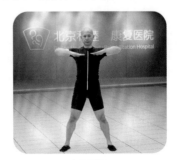
图4-4-33

动作三：随着吸气，两臂外旋，两掌沿腋下后伸，展肩扩胸。目视前方。（图4-4-34）

动作四：随着呼气，重心移至右腿，屈膝站立，左膝提起，勾脚前蹬，同时弓腰弓背，两手立掌塌腕前推。目视前方。（图4-4-35）

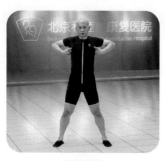
图4-4-34

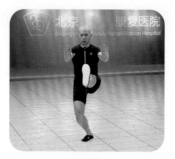
图4-4-35

【练习次数】重复练习动作一至动作四4遍。

【练习要点】

（1）做到上肢、下肢、躯干运动的协同配合，上下相随。

（2）独立站立要稳，勾脚抬腿要与两臂前伸同时用力，尽量保持脊柱延伸。

（3）动息相随，以息为准。举臂和举腿动作的速度快慢要以本人的呼吸频率为准，动作配合呼吸。

◎康养功效

（1）通过上肢与下肢的协调配合练习，提高全身协同运动能力，增强身体协调性。通过独立支撑练习，可以提高身体平衡能力。

（2）通过独立支撑下的勾脚举腿和两臂前伸练习，可以提高下肢、臀部、腰背部后侧肌群的柔韧性和力量。中医理论认为"腰为肾之府"，勾脚抻拉腿部后侧肌群以及臀部和背部肌群，可以刺激调理肾经和膀胱经，起到强腰固肾的作用。

第七式　攒拳怒目增气力

以左式动作为例，右式动作方法相同，唯左右相反。

【练习方法】

动作一：随着吸气，屈膝下蹲，两手握拳收于腰部两侧，拳心向上。目视前方。（图4-4-36）

动作二：随着呼气，躯干向右旋腰转脊，左臂向前方快速冲拳。目视前方。（图4-4-37）

动作三：随着吸气，左手由拳变掌，旋腕握拳。目视前方。

动作四：随着呼气，左臂屈肘还原。目视前方。

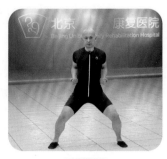
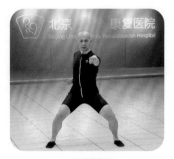

图4-4-36　　　　　　　　　　图4-4-37

【练习次数】重复练习动作一至动作四2遍。

【练习要点】

(1) 做到旋腰转脊与冲拳协调配合，上下相随。

(2) 动息相随，配合快速冲拳，呼气要快。

◎康养功效

（1）通过躯干旋腰转脊与冲拳的协调配合练习，提高身体协同运动能力，增强身体协调性。

（2）通过持续的中定步练习，可以提高腰臀部和下肢肌肉力量；通过旋腰转脊、左右冲拳练习，可以提高躯干与手臂肌肉力量；通过旋腕握拳练习，可以提高肩、肘、腕、指关节的柔韧性，增大活动范围。

第八式 背后七颠百病消

【练习方法】

动作一：中定步站立，随着呼气，屈膝下蹲，两臂侧举。随着吸气，两脚跟提起，前脚掌着地站稳，头颈向上引领，两肩下沉，十指下插。目视前方。(图4-4-38)

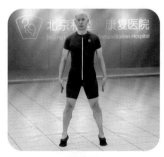

动作二：随着呼气，两脚跟下落并有意识地震脚，两手放松。目视前方。

图4-4-38

【练习次数】重复练习动作一至动作二7遍。

【练习要点】

(1) 提踵站立时，下颌收紧，头颈竖直，脊柱充分伸展。

（2）动息相随，以息为准。提踵与本人的吸气紧密配合，尽量延长吸气时间；落脚时呼气要快。

◎ 康养功效

通过提踵练习可以提高腓肠肌、比目鱼肌、臀部及躯干后部肌群力量，提高身体协调性和平衡能力。

功法二：定步水疗太极

预备势 中定式

【练习方法】两脚分开，平行站立，两脚之间的距离要宽于肩，脚尖朝前，两膝微屈，两臂松垂体侧。下颌微收，竖项提顶，松肩坠肘，舒胸拔背，松腰敛臀，脚掌踏地，舌抵上腭，唇齿微合，呼吸徐缓，目视前方，意守丹田，气定神敛。

第一式 定步升降式

【练习方法】

动作一：中定步站立，周身放松，两臂松垂，呼吸徐缓，气定神敛。随着吸气，两臂经体前上掤至与肩同高，掌心向下，十指松垂，两眼自然向前平视。意注两臂上掤时水对手臂的阻力。（图4-4-39）

动作二：随着呼气，松胯屈膝，沉肩坠肘，两掌下按至腹前，掌心向下，指尖向前，两眼自然向前平视。意注两掌下按时水对手臂的阻力。（图4-4-40）

【练习次数】重复练习动作一至动作二2遍。

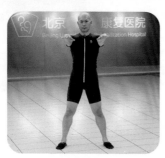

图4-4-39

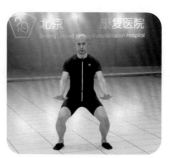

图4-4-40

第二式 定步掤式

【练习方法】

动作一：接上式，随着吸气，向右旋腰转脊，右臂屈收于胸前，掌心向下。左臂屈收于腹前，掌心向上。两掌呈抱球状，目视侧方。随着呼气，向左旋腰转脊，左臂向前、向上掤出，掌心向内。右手向后、向下按于右髋关节外侧，掌心向下。目视前方。（图4-4-41、图4-4-42）

动作二：随着吸气，向左旋腰转脊，左臂屈收于胸前，掌心向下。右臂屈收于腹前，掌心向上。两掌呈抱球状。目视侧方。随着呼气，向右旋腰转脊，右臂向前、向上掤出，掌心向内。左手向后、向下按于左髋关节外侧，掌心向下。目视前方。（图4-4-43）

【练习次数】重复练习动作一至动作二2遍。

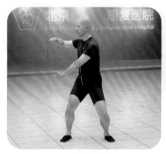
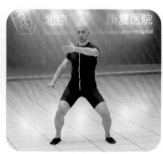
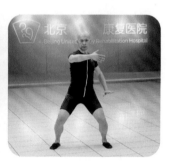

图4-4-41　　　　　　　　　图4-4-42　　　　　　　　　图4-4-43

第三式 定步捋式

【练习方法】

动作一：随着吸气，两手前伸，掌心斜相对。随着呼气，向左旋腰转脊，两臂顺势向左、向下、向后回捋。眼随手动。（图4-4-44、图4-4-45）

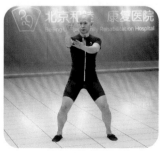
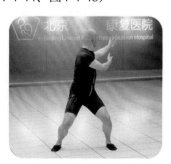

图4-4-44　　　　　　　　　图4-4-45

动作二：随着吸气，两手前伸，掌心斜相对。随着呼气，向右旋腰转脊，两臂顺势向右、向下、向后回捋。眼随手动。

【练习次数】重复练习动作一至动作二2遍。

第四式 定步挤式

【练习方法】

动作一：随着吸气，左臂屈肘置于胸前，右手置于左臂内侧。随着呼气，向左旋腰转脊，左臂向左横向挤出，右臂顺势左推。目视侧方。（图4-4-46）

动作二：随着吸气，右臂屈肘置于胸前，左手置于右臂内侧。随着呼气，向右旋腰转脊，右臂向右横向挤出，左臂顺势右推。目视侧方。（图4-4-47）

【练习次数】重复练习动作一至动作二2遍。

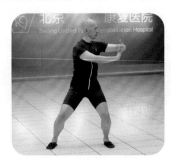
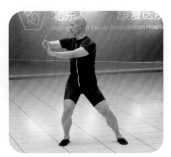

图4-4-46　　　　　　　　　图4-4-47

第五式 定步按式

【练习方法】随着吸气，两臂前伸，与肩同宽，两掌心向下。随着呼气，两臂先向胸前屈收回引，再下按至腹前，然后两手顺势向前按出。（图4-4-48、图4-4-49）

【练习次数】重复练习4遍。

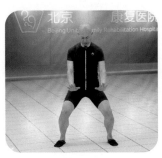
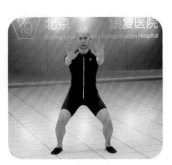

图4-4-48　　　　　　　　　图4-4-49

第六式 定步採式

【练习方法】

动作一：随着吸气，两手前伸握拳。随着呼气，向左旋腰转脊，两手顺势向左、向下、向后回採。眼随手动。（图4-4-50、图4-4-51）

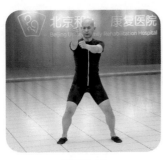

图4-4-50　　　　　　　　　图4-4-51

动作二：随着吸气，两手前伸握拳。随着呼气，向右旋腰转脊，两手顺势向右、向下、向后回採。眼随手动。

【练习次数】重复练习动作一至动作二2遍。

第七式 定步挒式

1. 定步横挒式

【练习方法】

动作一：随着吸气，两臂屈收于胸前，两手变掌。随着呼气，向左旋腰转脊，两手向左挒出。眼随手动。（图4-4-52、图4-4-53）

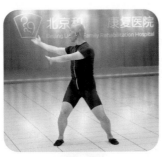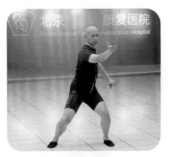

图4-4-52　　　　　　　　　图4-4-53

动作二：随着吸气，两臂屈收于胸前。随着呼气，向右旋腰转脊，两手向右挒出。眼随手动。

【练习次数】重复练习动作一至动作二2遍。

2. 定步斜捯式

【练习方法】

动作一：中定步站立，随着吸气，身体右转，两臂合抱于身体右侧，左手在下，右手在上，掌心相对。随着呼气，向左旋腰转脊，左手向左上方捯击，右手向右下方採拉。目视左手方向。（图4-4-54、图4-4-55）

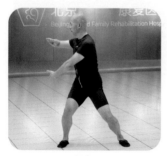

图4-4-54

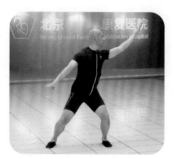

图4-4-55

动作二：随着吸气，身体左转，两臂合抱于身体左侧，右手在下，左手在上，掌心相对。随着呼气，向右旋腰转脊，右手向右上方捯击，左手向左下方採拉。目视右手方向。

【练习次数】重复练习动作一至动作二2遍。

第八式 定步肘式

【练习方法】

动作一：随着吸气，两臂屈肘，两手握拳置于胸前。随着呼气，两肘向前、向上击肘。目视前方。（图4-4-56）

动作二：随着呼气，两肘向下、向后击肘。目视前方。（图4-4-57）

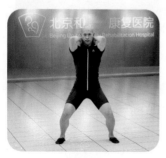

图4-4-56

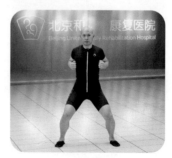

图4-4-57

动作三：随着呼气，两肘分别经身体两侧向前水平横击肘。目视前方。（图4-4-58）

动作四：随着呼气，两肘分别向左右两侧水平击肘。目视前方。（图4-4-59）

【练习次数】重复练习动作一至动作四2遍。

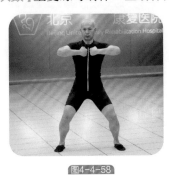
图4-4-58

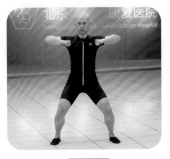
图4-4-59

收势 捧气灌顶

练习方法与练习要点同水疗关节功收势捧气灌顶。

第五节
平衡性与协调性综合功能水中
中医运动疗法训练技术

功法一：水疗五禽戏

五禽戏是东汉名医华佗所创，故又名华佗五禽戏。该套功法是根据古代导引、吐纳之术，模仿虎、鹿、熊、猿、鸟的活动特点，并结合人体脏腑、经络和气血的生理功能，用以抻筋拔骨、活动关节、疏通气血、防治疾病、延年益寿的康养功法。

五禽戏包括虎戏、鹿戏、熊戏、猿戏、鸟戏五戏，每戏又包含五个术式，共二十五个术式。每戏与中医五行学说、脏腑学说紧密相关，且每一戏练习又具有特定的功效。例如，虎戏属肝，主要调理增强肝系统的生理功能；鹿戏属肾，主要调理增强肾系统的生理功能；熊戏属土，主要调理增强脾胃系统的生理功能；猿戏属心，主要调理增强心系统的生理功能；鸟戏属金，主要调理增强肺系统的生理功能。

练习五禽戏要求蕴含"五禽"的神韵，如力求仿效虎的威猛、鹿的安舒、熊的沉稳、猿的灵巧、鸟的轻捷，做到形神兼备，意气相随，内外合一。

水疗五禽戏是在华佗五禽戏基础上，汲取其每戏的精华部分，并结合水环境特点和水中运动规律，对技术动作进行精简并优化改进，从而形成的一套简便速效的养生康复运动方法。

预备势　中定步

【练习方法】两脚分开，平行站立，两脚之间的距离要宽于肩，脚尖朝前，两膝微屈，两臂松垂体侧。下颌微收，竖项提顶，松肩坠肘，舒胸拔背，松腰敛臀，脚掌踏地，舌抵上腭，唇齿微合，呼吸徐缓，目视前方，意守丹田，气定神敛。

定步升降式

【练习方法】

动作一：中定步站立，周身放松，两臂松垂，呼吸徐缓，气定神敛。随着吸气，两臂经体前上掤至与肩同高，掌心向下，十指松垂，两眼自然向前平视。注意两臂上掤时水对手臂的阻力。（图4-5-1）

动作二：随着呼气，松胯屈膝，沉肩坠肘，两掌下按至腹前，掌心向下，指尖向前，两眼自然向前平视。意注两掌下按时水对手臂的阻力。（图4-5-2）

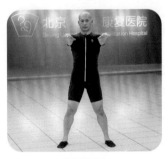
图4-5-1

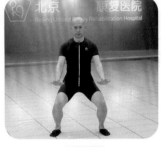
图4-5-2

【练习次数】重复练习动作一至动作二2遍。

【练习要点】

（1）两臂上掤下按时动作要柔和、均匀、连贯。

（2）动息相随，吸气时两臂上掤，呼气时两手下按。

◎康养功效

（1）排除杂念，诱导入静，调和气息，宁心安神。

（2）吐故纳新，升清降浊，调理气机。

第一戏 虎戏

第一式 虎举

【练习方法】

动作一：两手掌心向下，十指先撑开，再弯曲成虎爪状，目视两掌。随后，两手外旋，由小指先弯曲，其余四指依次弯曲握拳。随着吸气，缓缓起身，两拳上提至肩前，由拳变掌，伸臂上托，目视两掌。（图4-5-3、图4-5-4）

动作二：两手由掌变拳在体前下拉，至肩前时，由拳变掌，下按至腹前，目视两掌。（图4-5-5）

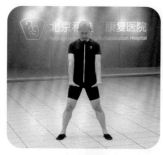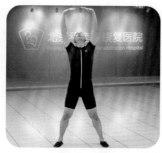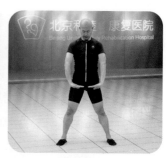

图4-5-3　　　　　　　　图4-5-4　　　　　　　　图4-5-5

【练习次数】重复练习动作一至动作二2遍。

【练习要点】

（1）旋腕握拳要用力；起身托掌时，脊柱要充分向上伸展。

（2）动息相随，吸气时两臂上捧，呼气时两手下按。

◎康养功效

（1）增强握力，抻拉脊柱，促进手指末端血液微循环。

（2）改变胸膜腔内压，促进脏腑自身气血循环和能量代谢，提高脏腑机能。

第二式 虎扑

以左式动作为例，右式动作方法相同，唯左右相反。

【练习方法】

动作一：随着吸气，脊柱蠕动，两手握空拳，沿胁肋两侧上提至肩前。目视前方。（图4-5-6）

动作二：随着呼气，两腿伸直，身体前俯，两臂前伸，两手变虎爪。目视前方。（图4-5-7）

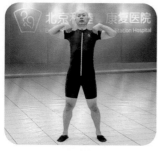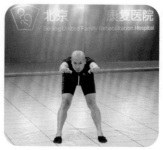

图4-5-6　　　　　　　　图4-5-7

动作三：随着吸气，伸膝、挺髋、展腹、扩胸，脊柱蠕动，两手由虎爪变空心拳，沿身体两侧屈肘内收。目视前方。（图4-5-8）

动作四：随着呼气，重心移至右腿，屈膝下蹲，左腿提起，勾脚前蹬，同时两手前推。目视前方。（图4-5-9）

【练习次数】重复练习动作一至动作四2遍。

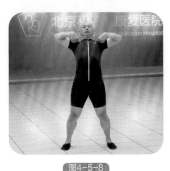
图4-5-8

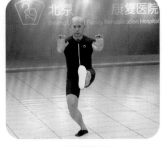
图4-5-9

【练习要点】

（1）起身时，注意伸膝、挺髋、展腹、扩胸、脊柱蠕动，节节拔伸。

（2）动息相随，吸气时起身，呼气时下扑。

◎康养功效

增加踝、膝、髋、脊柱关节的柔韧性和灵活性，润滑关节，增强下肢和腰背部力量，提高脊背筋膜弹性和伸展性，防治腰背部劳损症状。

第二戏 鹿戏

第一式 鹿抵

以左式动作为例，右式动作方法相同，唯左右相反。

【练习方法】

动作一：身体重心移至右腿，左脚向前迈步，脚跟着地；同时，两手变鹿角，两臂右摆，眼随手动。（图4-5-10）

动作二：身体重心前移，左腿屈膝成左弓步，脚尖外展；同时，向左旋腰转脊，右手向左上，左手向左下摆动，目视右脚跟。（图4-5-11）

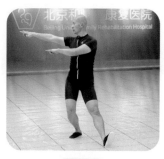
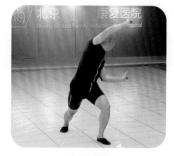

图4-5-10　　　　　　　　　　图4-5-11

【练习次数】重复练习动作一至动作二2遍。

【练习要点】

（1）以腰带臂，旋腰转脊要充分。

（2）动息相随，吸气时两臂侧摆，呼气时旋腰转脊。

◎康养功效

通过旋腰转脊和脊柱侧屈，可以调理脊柱各关节，增加关节的活动度和柔韧性，防治椎体关节紊乱症和腰肌劳损等病症，提高平衡能力。

第二式　鹿奔

以左式动作为例，右式动作方法相同，唯左右相反。

【练习方法】

动作一：随着吸气，重心移至右腿。随着呼气，左腿先屈膝上提再勾脚前蹬，两手变空心拳先沿胁肋上提再变掌向前推。（图4-5-12）

动作二：左脚下落成左弓步。随着吸气，重心后移，两臂外旋屈肘，目视前方。（图4-5-13）

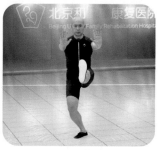
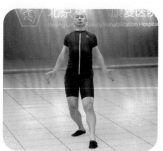

图4-5-12　　　　　　　　　　图4-5-13

动作三：随着呼气，重心前移，含胸收腹，弓腰弓背屈颈，两臂内旋内收摆动至体前，手背相对，目视前方。（图4-5-14）

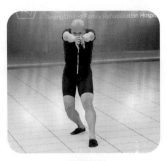
图4-5-14

【练习次数】重复练习动作一至动作三2遍。

【练习要点】

（1）要控制好重心，动作要轻灵。

（2）动息相随，吸气时提膝蹬脚，呼气时弓步前推。

◎康养功效

通过本式动作练习，可以增加髋、膝、踝等下肢关节的柔韧性，增大活动幅度，增强上下肢协调性，提高身体平衡能力。

第三戏 熊戏

第一式 熊晃

以左式动作为例，右式动作方法相同，唯左右相反。

【练习方法】

动作一：随着吸气，重心移至右腿，提左髋，屈左膝。随着呼气，左脚向前迈步，全脚掌着地，左肩前晃。目视前方。（图4-5-15）

动作二：随着吸气，重心后移，右肩前晃，左肩后晃。目视前方。（图4-5-16）

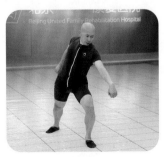
图4-5-15

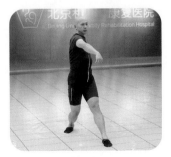
图4-5-16

动作三：随着呼气，重心前移成左弓步，左肩前晃，右肩后晃。目视前方。

【练习次数】重复练习动作一至动作三2遍。

【练习要点】

（1）旋腰转脊，胁肋蠕动，两肩旋绕，以腰带肩左右晃动。

（2）重心移动与旋腰转脊和两肩摆晃要协调一致。

◎康养功效

通过旋腰转脊、胁肋蠕动和两肩旋绕，一方面可以加强肝、胆、脾、胃、大小肠等脏腑器官的按摩，提高消化系统代谢功能，防治消化不良、腹胀纳呆、便秘腹泻等症，另一方面还可以提高脊柱运动功能，增强腰腹核心力量，防治脊椎小关节紊乱和腰肌劳损等病症。

第二式　熊靠

以左式动作为例，右式动作方法相同，唯左右相反。

【练习方法】

动作一：中定步站立，两手握拳，随着吸气，两臂沿右→前→左→下逆时针方向摆臂至右胯旁。（图4-5-17）

动作二：随着呼气，向左旋腰转脊，两臂向身体左侧捯击。（图4-5-18）

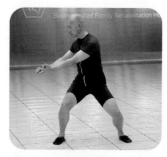
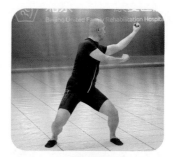

图4-5-17　　　　　　　　图4-5-18

【练习次数】重复练习动作一至动作二2遍。

【练习要点】

（1）旋腰转脊，以腰带臂，胁肋蠕动。

（2）动息相随，吸气时两臂摆至胯旁，呼气时两臂向身体侧方捯击。

◎康养功效

通过旋腰转脊和两臂左右发力捯击，一方面可以提高脊柱运动功能，增强腰腹核心力量，防治脊椎小关节紊乱和腰肌劳损等病症，另一方面还可以加大对肝、胆、脾、

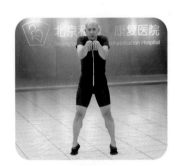

胃、大小肠等脏腑器官的按摩，提高消化系统代谢功能，防治消化不良、腹胀纳呆、便秘腹泻等症。

第四戏 猿戏

第一式 猿提

以左式动作为例，右式动作方法相同，唯方向相反。

【练习方法】

动作一：两手在体前旋腕勾手，捏拢成"猿勾"。随着吸气，收腹、提肛，两肩上耸，屈肘提腕，两肘夹紧，缩颈，两脚跟提起，脚尖点地。悬息，头颈先向左转后转正还原。（图4-5-19）

图4-5-19

动作二：随着呼气，小腹放松，然后沉肩、坠肘、塌腕、按掌，脚跟着地。目视前方。

【练习次数】重复练习动作一至动作二2遍。

【练习要点】

（1）向上提踵时，要按肩→肘→手顺序依次运动。身体下落时，亦按肩→肘→手顺序依次运动。

（2）动息相随，吸气时提踵，呼气时下落。

◎康养功效

快速旋腕勾手练习可以加强腕、指关节的灵活性和柔韧性，也是很好的神经——肌肉反射训练。提踵直立练习可以增强下肢和腰背部力量，提高平衡能力。

第二式 猿跃

以左式动作为例，右式动作方法相同，唯方向相反。

【练习方法】

动作一：向左跨跳，左脚尖着地成左独立步；向右跨跳，右脚尖着地成右独立步。目视前方。（图4-5-20、图4-5-21）

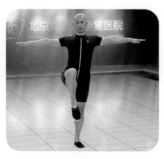

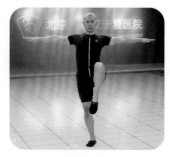

图4-5-20　　　　　　　　　　　图4-5-21

动作二：随着吸气，左脚尖点地，提右膝，身体向左旋转360°；随着呼气，还原成中定步。

动作三：中定步，躯干左右抖动。

【练习次数】重复练习动作一至动作三2遍。

【练习要点】

（1）跨跳时，支撑腿脚尖先着地，独立步要稳定。

（2）动息相随，吸气时转体，呼气时下落。

◎康养功效

通过跨跳练习，可以增强下肢力量。通过转体练习，可以提高前庭分析器和小脑控制身体平衡的能力，预防老年人跌倒。

第五戏 鸟戏

第一式 鸟伸

以左式动作为例，右式动作方法相同，唯左右相反。

【练习方法】

动作一：中定步站立，两腿微屈下蹲，两掌在腹前相叠。随着吸气，两腿伸直，两臂上举，塌腰翘臀，目视前方。（图4-5-22）

动作二：随着呼气，屈膝下蹲，两掌下按于腹前，目视前下方。（图4-5-23）

动作三：随着吸气，重心移至右腿，左腿绷脚后伸，同时两臂向后方伸展，挺胸展腹，目视前方。（图4-5-24）

动作四：随着呼气，还原成中定步，两掌相叠置于腹前。

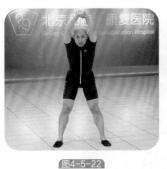 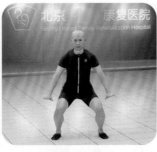 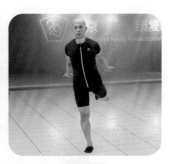

图4-5-22　　　　　　　　　　图4-5-23　　　　　　　　　　图4-5-24

【练习次数】重复练习动作一至动作四2遍。

【练习要点】

（1）两臂上举时要充分塌腰翘臀，两臂后伸时要塌腰举腿、挺胸展腹、躯干反弓。

（2）动息相随，吸气时两臂上举，呼气时屈膝按掌，再吸气时两臂后伸，呼气时屈膝叠掌于腹前。

◎康养功效

通过胸廓大幅度的开合练习和腰腹部的强力收缩练习，可以有效增强肋间肌、膈肌、腹肌和背肌力量，提高肺活量，促进气体代谢，对于改善肺功能，防治慢性支气管炎、肺气肿等病症具有一定作用。

第二式　鸟飞

以左式动作为例，右式动作方法相同，唯左右相反。

【练习方法】

动作一：重心移至右腿，左脚内收至右脚内侧。随着吸气，右腿伸膝直立，左腿提膝上抬，两臂外展与肩平。目视前方。（图4-5-25）

动作二：随着呼气，右腿屈膝下蹲，左脚尖点地，两臂合抱于腹前。目视前下方。（图4-5-26）

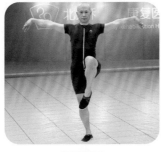 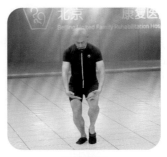

图4-5-25　　　　　　　　　　　图4-5-26

动作三：随着吸气，右腿伸膝直立，左腿提膝上抬，两臂先外展再上举，两手高于头部，手腕相靠。目视前方。（图4-5-27）

动作四：随着呼气，右腿屈膝下蹲，左脚下落成中定步，两臂合抱于腹前。目视前下方。（图4-5-28）

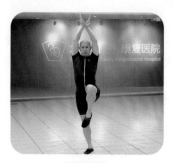
图4-5-27

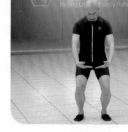
图4-5-28

【练习次数】重复练习动作一至动作四2遍。

【练习要点】动息相随，吸气时两臂外展或上举，呼气时两臂合抱于腹前。

◎康养功效

通过反复的独立提膝练习，可增强腿部力量，提高人体平衡能力。同时，两臂的充分外展和上举可提高胸廓的开合幅度，增强呼吸肌力量，从而提高肺功能。

收势 捧气灌顶

练习方法与练习要点同水疗关节功收势捧气灌顶。

功法二：综合水疗太极

综合水疗太极是在遵循水中中医运动疗法的基本规律和原则，充分保留太极拳和气功的基本技术要素和运动特点的基础上，结合水中环境的浮力、压力和阻力等物理条件，并充分汲取借鉴水中康复的基本理论和成熟经验，编创而成的有利于改善体质、增进健康、促进慢性疾病康复的康养太极。

预备势 中定式

【练习方法】两脚分开，平行站立，两脚之间的距离要宽于肩，脚尖朝前，两膝微屈，两臂松垂体侧。下颌微收，竖项提顶，松肩坠肘，舒胸拔背，松腰敛臀，脚掌踏地，舌抵上腭，唇齿微合，呼吸徐缓，目视前方，意守丹田，气定神敛。

第一式 定步升降式

【练习方法】

动作一：中定步站立，周身放松，两臂松垂，呼吸徐缓，气定神敛。随着吸气，两臂经体前上掤至与肩同高，掌心向下，十指松垂，两眼自然向前平视。意注两臂上掤时水对手臂的阻力。（图4-5-29）

动作二：随着呼气，松胯屈膝，沉肩坠肘，两掌下按至腹前，掌心向下，指尖向前，两眼自然向前平视。意注两掌下按时水对手臂的阻力。（图4-5-30）

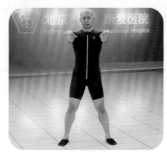 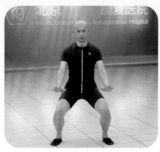

图4-5-29　　　　　　　　　　图4-5-30

【练习次数】重复练习动作一至动作二3遍。

【练习要点】身体的起伏以及手臂的上掤和下按，要与呼吸紧密配合，做到升吸降呼。

◎康养功效

通过本式练习，一方面可以调整身形，使身体中正，脊柱顺位；另一方面可以放松身心，意念集中，排除杂念；还可以增强上下肢协调运动能力，以及重心起伏与呼吸的有机配合。

第二式 搂膝拗步

以左式动作为例，右式动作方法相同，唯左右相反。

【练习方法】

动作一：上体右转，右脚外摆，收左脚至右脚内侧。右手向右后方举起，掌心向斜上方。左手随之向右画弧，掌心斜向下至右上臂内侧，目视右手。（图4-5-31）

动作二：出左脚向前上步，右臂屈肘，掌心斜向前，左手向下画弧至腹前，目视前方。（图4-5-32）

动作三：重心前移，成左弓步，右手成立掌向前推出，左手由左膝前搂过，按于左胯旁。（图4-5-33）

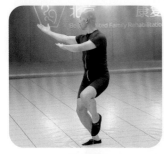
图4-5-31

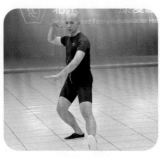
图4-5-32

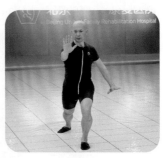
图4-5-33

【练习次数】重复练习动作一至动作三2遍。

【注意事项】收脚举臂时以腰带臂，眼随手动。

◎康养功效

该式通过腿部独立支撑、躯干左右旋转，及两臂左右、前后配合和眼神配合等练习，可有效提高机体的平衡性和协调性。

第三式 手挥琵琶

【练习方法】重心前移，右脚外摆，右腿屈膝下蹲。左腿向前迈步，脚跟着地，左腿伸直。同时，两臂先内旋外展，然后外旋内收，合于体前，左手在上，右手在下。目视前方。（图4-5-34）

【练习次数】重复练习2遍。

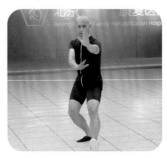
图4-5-34

【练习要点】控制好重心，通过两臂调整平衡。

◎康养功效

通过练习，提高后腿和手臂控制身体平衡的能力。

第四式 倒卷肱

以左式动作为例，右式动作方法相同，唯左右相反。

【练习方法】

动作一：随着吸气，身体右转，右手向侧后方举起，手略高于肩，左手向前方举起，与肩同高，两手掌心朝上。（图4-5-35）

动作二：随着呼气，左脚后撤，重心后移，前脚掌点地，成右虚步。右手向前推出，掌心向前，左手向后收至腰间，掌心向上。（图4-5-36）

【练习次数】重复练习动作一至动作二2遍。

【练习要点】提腿撤步时，注意保持身体平衡，并借助两臂调整平衡。

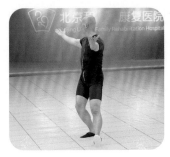
图4-5-35

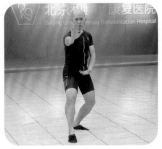
图4-5-36

◎康养功效

该式通过腿部独立支撑、躯干左右旋转，及两臂左右、前后配合和眼神配合等练习，可有效提高机体的平衡性和协调性。

第五式 左右云手

以左式动作为例，右式动作方法相同，唯左右相反。

【练习方法】

动作一：重心右移，微屈膝，横向出左脚。上体右转，右掌经面前向右画弧摆动，左掌经腹前向右弧形摆动。目视右方。（图4-5-37）

动作二：上体继续左转，重心左移，右脚向左收半步成马步。上体左转，左掌经面前向左画弧摆动，右掌下落于腹前。目视左方。（图4-5-38）

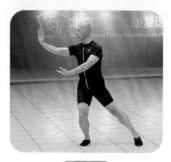
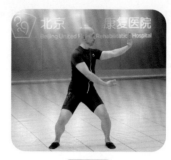

图4-5-37　　　　　　　　　　　图4-5-38

【练习次数】重复练习动作一至动作二2遍。

【练习要点】

（1）循序渐进，逐步提高。初学动作时，为避免动作机械僵硬和憋气现象，可待形体动作连贯圆活后再增加呼吸和意念的要素。

（2）控制好重心，上肢动作和下肢动作以及躯干的旋转动作要协调配合。

◎康养功效

该式通过腿部独立支撑、躯干左右旋转，及两臂上下、左右配合动作，可有效提高机体的平衡功能和协调性。同时，腰部的左右旋转可使人体腰部和下腹部得到充分锻炼，从而达到固肾强腰、防治腰部疾病、增强胃肠蠕动和排泄功能的目的。

第六式　金鸡独立

以右式动作为例，左式动作方法相同，唯左右相反。

【练习方法】

动作一：接上式，两掌下按于右胯旁，向左旋腰转脊，两手向左捋，高与胸平。然后，向右旋腰转脊，右掌右捋至右胯旁，左掌置于左膝上。（图4-5-39）

动作二：重心移至右腿，随着吸气，左掌上挑，指尖向上，掌心向前，同时，左膝提起，膝盖高于左髋关节，右手置于右髋关节旁。目视前方。（图4-5-40）

【练习次数】重复练习动作一至动作二2遍。

【练习要点】左右转体时，注意旋腰转脊，以腰带臂；独立挑掌时，注意虚实分明，重心保持稳定。

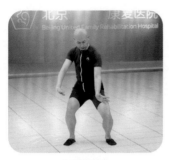
图4-5-39

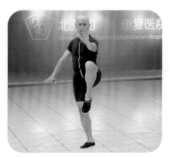
图4-5-40

康养功效

通过左右独立练习，一方面可以增强腿部力量，另一方面还可以提高平衡能力，对于预防老年人跌倒具有一定的价值。

第七式 左右蹬脚

以左式动作为例，右式动作方法相同，唯左右相反。

【练习方法】

动作一：两臂先上掤至胸部高度，再外展下落，同时，重心移至右腿，随着吸气，左膝提起，两臂交叉于胸前。（图4-5-41）

动作二：随着呼气，左腿伸直，勾脚向左前方蹬脚，两臂分开，塌腕推掌，目视左前方。（图4-5-42）

【练习次数】重复练习动作一至动作二2遍。

【练习要点】保持重心稳定，蹬腿的高度量力而行，并用手臂调整平衡。

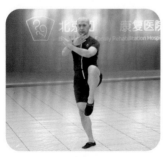
图4-5-41

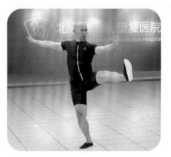
图4-5-42

◎康养功效

通过左右独立蹬脚练习，一方面可以增强腿部力量，另一方面还可提高平衡能力，对于预防老年人跌倒具有一定价值。

收势 捧气灌顶

练习方法与练习要点同水疗关节功收势捧气灌顶。

第五章

肌肉力量和耐力水中中医运动疗法训练技术

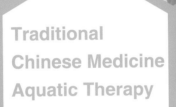

Traditional Chinese Medicine Aquatic Therapy

内容提要

本章将简要介绍水中中医运动疗法肌肉力量和耐力训练的原理、作用及其注意事项等，重点阐述肌肉力量和耐力的水中中医运动疗法训练方法，使习练者理解和掌握肌肉力量和耐力的单式和复合训练技术的练习方法、练习要点及其康养功效等内容。

第一节
概述

　　肌肉力量和耐力水中中医运动疗法训练技术，是指通过主动运动和抗阻训练方式，恢复或增强肌肉力量和耐力的训练方法。本章主要介绍水中中医运动疗法对于上肢、下肢和躯干肌肉训练的常用方法。

　　水中中医运动疗法训练的作用有：增加对运动单位的动员，使更多的肌肉参与工作；增加神经冲动的强度；增加肌肉收缩蛋白的含量，从而增加肌肉的横断面；提高肌群之间协同做功的能力，如原动肌工作时，拮抗肌主动放松的能力增强；增加人体的相对力量，提高肌肉的收缩速度和爆发力。

　　水中中医运动疗法用于运动康复，可以发挥如下功效：防治失用性肌肉粘连和肌萎缩；防治因肢体创伤、炎症疼痛所致反射性抑制脊髓前角细胞的肌萎缩；促进神经系统损害后的肌力恢复；帮助维持肌病时的肌肉舒缩功能；维持关节活动度，防止关节挛缩，矫治关节畸形，加强脊柱等关节的稳定性，防止关节退行性病变；防治内脏下垂，改善呼吸及消化功能等。

　　为了提高训练效率，实现训练目的，在进行水中中医运动疗法训练时要注意以下事项：明确肌力的训练目的；关节活动是否受限，有无关节不允许活动的问题，如肌腱手术后、缝合术后、骨折后等；充分考虑有无疼痛，姿势与体位是否受限等；肌力恢复的现有程度；肌肉收缩运动形式的区别；详细说明训练的目的和方法，减少训练中的偏差，争取患者的积极配合，激发其练习热情。

第二节
肌肉力量和耐力单式训练技术

一、上肢与肩背部肌群训练技术

（一）二郎担山

动作一：上肢前平举

【练习方法】中定步站立，两臂下垂，手腕处绑沙袋，两手握拳，拳心向后。随着呼气，屈膝下蹲，两臂向前平举至水平位，保持5～6个呼吸。随着吸气，两臂缓慢放下至体侧还原。（图5-2-1）

【练习要点】动息相随，即发力时呼气，还原时吸气。

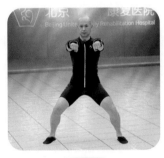

图5-2-1

◎康养功效

增强三角肌前束、胸大肌力量。

动作二：上肢侧平举

【练习方法】中定步站立，两臂下垂，手腕处绑沙袋，两手握拳，拳心向后。随着呼气，屈膝下蹲，两臂侧平举至水平位，保持5～6个呼吸。随着吸气，两臂缓慢放下至体侧还原。（图5-2-2）

【练习要点】动息相随，即发力时呼气，还原时吸气。

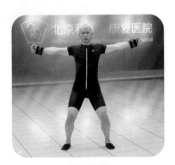

图5-2-2

◎康养功效

增强三角肌中束力量。

动作三：颈后上举

【练习方法】中定步站立，两臂下垂，手腕处绑沙袋，两手握拳，拳心向后。随着呼气，屈膝下蹲，双手放于颈后。随着呼气，伸直肘关节，保持5～6个呼吸。然后缓慢还原。（图5-2-3）

【练习要点】动息相随，即发力时呼气，还原时吸气。

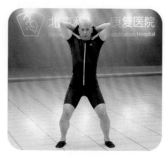

图5-2-3

◎康养功效

增强肱三头肌力量。

动作四：旋臂

【练习方法】中定步站立，两臂下垂，手腕处绑沙袋，两手握拳，拳心向后。随着呼气，屈膝下蹲，两臂同时内旋或外旋，保持5～6个呼吸。随着吸气，两臂缓慢回收至体侧还原。（图5-2-4、图5-2-5）

【练习要点】动息相随，即发力时呼气，还原时吸气。

◎康养功效

增强旋前圆肌和旋后圆肌力量。

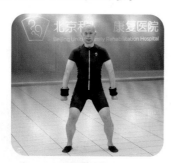

图5-2-4

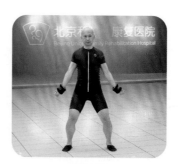

图5-2-5

（二）二郎担山复合动作

【练习方法】中定步站立，两臂下垂，手腕处绑沙袋，两手握拳，拳心向后。随着呼气，屈膝下蹲，然后两臂同时内旋或外旋；随着吸气，两臂屈肘内收；随着呼气，两臂侧平举至水平；随着吸气，两臂屈肘，两手置于头部后侧。可以重复练习上述复合动作。

【练习要点】动息相随，即发力时呼气，还原时吸气。

◎康养功效

增强三角肌、肱二头肌、肱三头肌、旋前圆肌、旋后圆肌、胸大肌等上肢和胸部肌群力量。

二、下肢与臀部肌群训练技术

（一）马步桩

1. 静力性练习

动作一：中定步站立，屈膝下蹲，两臂侧前平举，膝关节尽量不要超过脚尖，屈膝角度不要大于90°，目视前方。也可以利用弹力带等进行抗阻训练。（图5-2-6）

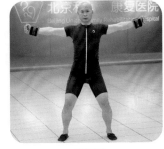

图5-2-6

【练习要点】

（1）动作与呼吸紧密配合，尽量做到平稳呼吸。

（2）屈膝下蹲幅度要循序渐进，屈膝的角度由30°逐渐过渡到60°和90°。

◎康养功效

锻炼股四头肌、臀肌、腰背肌。

动作二：练习方法和练习要点与动作一相同，唯独将两脚的全脚掌着地改为两脚跟提起，做脚前掌着地的提踵马步桩。

◎康养功效

锻炼股四头肌、臀肌、腰背肌、胫骨前肌、腓肠肌、比目鱼肌。

2. 动力性练习

动作一：练习方法同静力性练习动作一，唯一不同点在于，动力性练习屈膝到一定角度后立即起身，不做静止练习。练习要点和康养功效相同。

动作二：练习方法同静力性练习动作二，唯一不同点在于，动力性练习屈膝到一定角度后立即起身，不做静止练习。练习要点和康养功效相同。

（二）独立提膝桩

1. 静力性练习

以左式动作为例，右式动作方法相同，唯方向相反。

【练习方法】重心移至左腿，两臂侧平举，右腿屈膝，尽力上提，目视前方，也可以利用弹力带等进行抗阻训练。（图5-2-7）

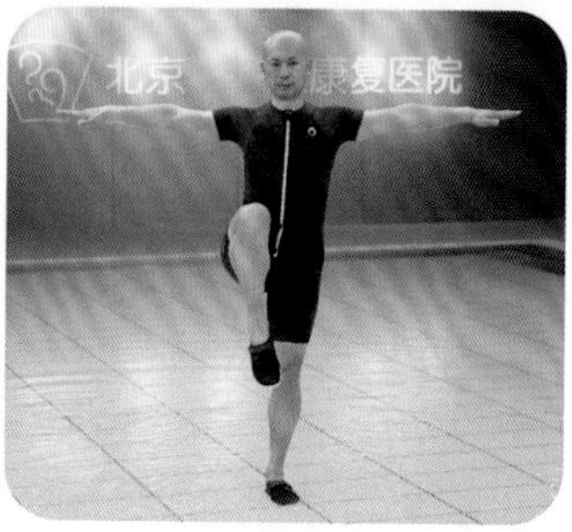

【练习要点】

（1）动作与呼吸紧密配合，尽量做到平稳呼吸。

（2）循序渐进，屈膝上提幅度可以逐渐提高。

◎康养功效

锻炼臀大肌、股四头肌、腓肠肌、比目鱼肌。

图5-2-7

2. 动力性练习

练习方法同静力性练习，唯一不同点在于，动力性练习屈膝到一定角度后立即还原，不做静止练习。练习要点和康养功效相同。

（三）燕式平衡桩

1. 静力性练习

以左式动作为例，右式动作方法相同，唯方向相反。

【练习方法】重心移至左腿，右腿绷脚后伸至极限，两臂向背侧后伸，掌心向上，挺胸展腹，目视前方。也可以利用弹力带等进行抗阻训练。（图5-2-8）

【练习要点】动作与呼吸紧密配合，尽量做到平稳呼吸。

◎康养功效

锻炼臀大肌、腘绳肌、缝匠肌、阔筋膜张肌、腓肠肌、比目鱼肌、竖脊肌等肌群。

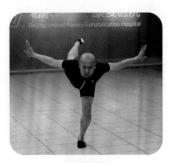

图5-2-8

2. 动力性练习

练习方法同静力性练习的唯一不同点在于，动力性练习摆动腿后伸至极限后立即还原，不做静止练习。练习要点和康养功效相同。

（四）独立摆腿桩

1. 静力性练习

以左式动作为例，右式动作方法相同，唯方向相反。

【练习方法】重心移至左腿直立，右腿直腿先内收至极限，目视前方。摆动腿的外展练习方法相同，唯方向相反。内收和外展练习均可以利用弹力带等进行抗阻训练。（图5-2-9、图5-2-10）

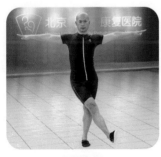
图5-2-9

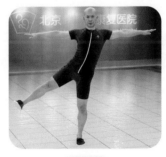
图5-2-10

【练习要点】动作与呼吸紧密配合，发力时呼气，还原时吸气。

◎康养功效

锻炼内收肌群和臀中肌。

2. 动力性练习

练习方法同静力性练习，唯一不同点在于，动力性练习摆动腿内收或外展至极限后立即还原，不做静止练习。练习要点和康养功效相同。

第三节
肌肉力量和耐力复合
训练技术

功法：水疗壮力功

水疗壮力功是一套水中有氧运动锻炼方法，共八个动作。整套动作的编排遵循人体生理学和运动医学基本原理，以四肢和躯干的协调运动为手段，借助水的阻力和浮力作用进行主动抗阻训练，从而增强身体的肌肉力量和耐力。

该功法符合科学运动原理，技术动作由简到繁，运动强度由小到大，可有效提高肌肉力量和耐力。如果在训练过程中能借助水中哑铃、浮力棒、弹力带等器械可起到更好的训练效果。此外，为了增强水中力量训练的趣味性，该功法还包含了手型转换和步法变换练习。

预备势　中定步

【练习方法】两脚分开，平行站立，两脚之间的距离要宽于肩，脚尖朝前，两膝微屈，两臂松垂体侧。下颌微收，竖项提顶，松肩坠肘，舒胸拔背，松腰敛臀，脚掌踏地，舌抵上腭，唇齿微合，呼吸徐缓，目视前方，意守丹田，气定神敛。

第一式　马步冲拳

【练习方法】屈膝成马步，两拳收于腰间，先向前冲拳，然后屈肘收于胸前，再向左右两侧横击，最后收于腰间还原。目视前方。（图5-3-1至图5-3-4）

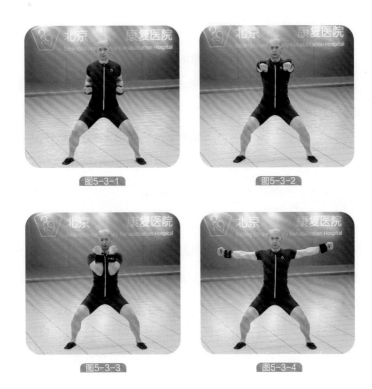

图5-3-1　　　　　　　　　　　图5-3-2

图5-3-3　　　　　　　　　　　图5-3-4

【练习次数】重复练习4遍。

【练习要点】下肢保持稳定，冲拳要快速。

第二式　顺水推舟

以左式动作为例，右式动作方法相同，唯左右相反。

【练习方法】

动作一：并步站立，周身中正，竖项提顶，两手握拳抱于腰间，拳心向上，目视前方。

动作二：重心右移，右腿松胯屈膝，左脚向后撤步成登山步，脚趾点地，脚跟翘起。同时，两手由拳变掌，向体前推出，两手与肩同宽，五指快速撑开，掌指尽力上翘，掌心向前，目视前方。（图5-3-5）

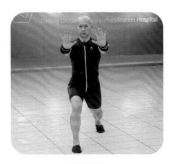

图5-3-5

【练习次数】左右重复练习各4遍。

163

【练习要点】

（1）上下相随，并步站立时抱拳，撤步时推掌。

（2）意动形随，意念引导在先，运动在后，有意识指挥五指快速握拳，五指快速撑开，五指尽力上翘。

（3）动作放松，舒展，速度均匀，呼吸顺畅，避免憋气和快速发力。

第三式 游龙戏水

【练习方法】

动作一：随着吸气，重心左移，向左旋腰，带动两臂左摆。左肩胛骨内收，左臂屈肘内旋向左摆动，掌心向左；同时，右肩胛骨外展，右臂外旋向左摆动，掌心向左，目视前方。（图5-3-6）

动作二：随着呼气，重心右移，向右旋腰，带动两臂右摆。右肩胛骨内收，右臂屈肘内旋向右摆动，掌心向右；同时，左肩胛骨外展，左臂外旋向右摆动，掌心向右，目视前方。（图5-3-7）

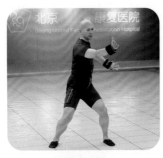
图5-3-6

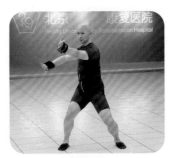
图5-3-7

【练习次数】左右重复练习各4遍。

【练习要点】

（1）动息相随，动缓息长。该式动作中，吸气时旋腰左摆，呼气时旋腰右摆。

（2）旋腰转脊，以腰带臂。以百会穴和会阴穴为纵轴，身体保持中正，躯干沿该轴旋腰转脊，同时带动两臂左右摆动。

第四式 大鹏展翅

以左式动作为例，右式动作方法相同，唯左右相反。

【练习方法】中定步站立，重心移至右腿，随着吸气，两臂侧平举，掌心向下；随着呼气，左腿向前迈步，两臂快速下按。目视前方。（图5-3-8、图5-3-9）

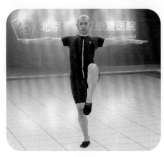

图5-3-8

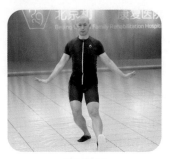

图5-3-9

【练习次数】左右重复练习各4遍。

【练习要点】

（1）上下相随，重心起伏与两臂运动要密切配合。

（2）动息相随，呼气时两臂用力，吸气时两臂放松。

第五式 彩蝶飞舞

【练习方法】

动作一：并步站立，周身中正，竖项提顶，两手握拳抱于腰间，拳心向上，目视前方。

动作二：重心左移，左腿松胯屈膝，右脚向左腿后方叉步，脚尖点地，脚跟提起。同时，左臂内旋侧举与肩同高，掌心向后，掌指向左；右臂内旋上举，上臂贴耳，掌心向右，掌指向上，目视左方。

动作三：右脚向右横跨一步，两手抱拳收于腰间，拳心向上，目视前方。

动作四：重心右移，右腿松胯屈膝，左脚向右腿后方叉步，脚尖点地，脚跟提起。同时，右臂内旋侧举与肩同高，掌心向后，掌指向右；左臂内旋上举，上臂贴耳，掌心向左，掌指向上，目视右方。

【练习次数】左右重复练习各4遍。

【练习要点】

（1）上下相随，左右叉步时，两臂同时侧举和上举，同时伴随左右摆头。

（2）意动形随，意念引导在先，运动在后，有意识指挥两手十指伴随屈肘抱拳快速握拳，伴随举臂快速手指撑开，尽力上翘。

（3）旋腰转脊，以腰带臂。

（4）动作放松，舒展，速度均匀，呼吸顺畅，避免憋气和快速发力。

第六式 四面出击

以左式动作为例，右式动作方法相同，唯左右相反。

【练习方法】

动作一：左脚向后迈出一步，后腿蹬直成右弓步，同时两臂由身体侧方上举，于头部上方合掌，充分向上伸展，目视前方。（图5-3-10）

动作二：重心移至右腿，左膝提起，两掌于左腿下方击掌，目视前方。（图5-3-11）

动作三：左脚继续向后迈出一步，蹬直成右弓步，同时两手于体前击掌，充分前伸，目视前方。（图5-3-12）

动作四：保持右弓步不变，躯干保持正直，同时两手于身体后方击掌，目视前方。（图5-3-13）

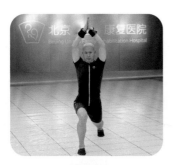
图5-3-10

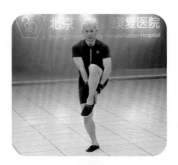
图5-3-11

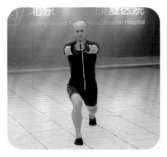
图5-3-12

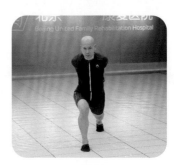
图5-3-13

【练习次数】左右重复练习各4遍。

【练习要点】

(1) 上下相随，步法与击掌协调一致。

(2) 动作放松，舒展，速度均匀，呼吸顺畅，避免憋气和突然发力。

(3) 跨步由小到大，逐渐加大练习强度，提高心肺功能。

第七式　喜鹊登枝

【练习方法】

动作一：并步站立，两手抱拳于腰间，目视前方。两脚跳步分开成半蹲状态，脚尖着地，脚跟提起。同时，两手由拳变掌，向前推掌，手腕与肩同高，两手与肩同宽，塌腕翘指，大拇指弯曲，其余四指翘起，指尖向上，目视前方。

动作二：两脚跳跃并步合拢，脚尖着地，脚跟提起。同时，两手由掌变勾手，向左右两侧平分，勾顶与肩同高，目视前方。

动作三：两脚跳跃分开成半蹲状态，脚尖着地，脚跟提起。同时，两手由勾变掌，从左右两侧上举，架掌于头部上方，掌指相对，掌心向上。

动作四：两脚跳跃并步合拢，脚尖着地，脚跟提起。同时，两手由掌变拳，从体前下落，收于腰间。

【练习次数】重复练习4遍。

【练习要点】

(1) 上下相随，跳步起落要与两手推掌、勾手、架掌、抱拳手型变化协调一致。

(2) 意动形随，意念引导在先，运动在后，有意识引导手型变换。

(3) 两脚跳跃时，脚尖踮起踮落，脚跟不着地，富有弹性，节奏宜缓。

第八式　手舞足蹈

【练习方法】

动作一：并步站立，两掌收于腰间，目视前方。重心移至右腿，提左膝，同时，右手拍击左脚。（图5-3-14）

动作二：左脚落地，重心移至左腿，提右膝，同时，左手拍击右脚。（图5-3-15）

动作三：右脚落地，重心移至右腿，左腿后踢，同时，右手拍击左脚。（图5-3-16）

动作四：左脚落地，重心移至左腿，右腿后踢，同时，左手拍击右脚。（图5-3-17）

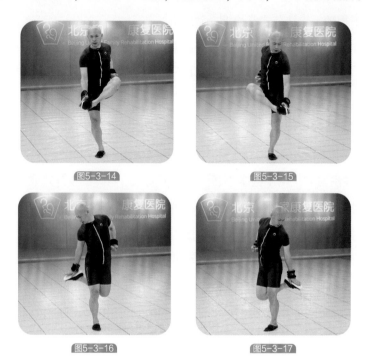

图5-3-14

图5-3-15

图5-3-16

图5-3-17

【练习次数】重复练习4遍。

【练习要点】

（1）上下相随，提膝拍脚与后踢拍脚协调一致。

（2）左右协调，交替提膝与交替拍脚灵活互换。

（3）练习错误：提膝拍脚时，躯干前俯过大；后踢拍脚时，躯干后仰过大。纠正方法：无论是提膝拍脚还是后踢拍脚，都要求身体中正，保持竖项提顶，髋关节尽量放松，膝关节尽量上提。

第六章

心肺功能水中中医运动疗法
训练技术

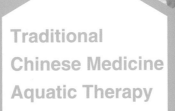

Traditional
Chinese Medicine
Aquatic Therapy

内容提要

本章将简要介绍心肺功能的基本概念和影响因素，重点阐述提高心肺功能的水中中医运动疗法训练方法，使习练者理解和掌握水疗呼吸功和水疗益肺功两个功法的练习方法、练习要点及其康养功效等内容。

第一节
心肺功能概述

心肺功能是人体吐故纳新、新陈代谢的基础，是人体运动耐力的基础。心血管和呼吸系统虽然分属于两个生理系统，但功能上密切相关，其功能障碍的临床表现接近，康复治疗相互关联。

呼吸机能是保证机体在新陈代谢过程中实现气体交换的重要条件。由于人体在运动过程中所需的能量都是通过氧化体内的营养物质而获得，因此人体必须不断摄入氧气，同时不断排出体内代谢所产生的二氧化碳，故呼吸机能对于健康促进和康复治疗至关重要。

人体呼吸机能的强弱取决于呼吸肌力量。呼吸肌又分为主要吸气肌、辅助吸气肌和呼气肌三种。主要吸气肌由膈肌和肋间外肌组成，辅助吸气肌由胸肌、斜方肌、胸锁乳突肌和背阔肌等组成，呼气肌由肋间内肌和腹壁肌组成。加强呼吸肌力量训练是提高呼吸机能的重要手段。科学研究发现，虽然正常的呼吸运动总是自动而有节律地进行，但产生呼吸运动的呼吸肌属于骨骼肌，因此在清醒状态下，呼吸运动在一定程度上受大脑皮质有意识的控制。尤其是在运动过程中根据技术动作要求进行憋气和重新调整呼吸节奏等，都是靠大脑皮质对呼吸肌的调节完成的。从而说明，正常人的呼吸运动是可以通过大脑皮质建立条件反射的。

水中中医运动疗法呼吸训练法即是在此理论指导下，遵循"意气合一，意导气随"和"动息相依，息领形随"的呼吸锻炼原则，并借助于静水压力的物理作用而进行的水中抗阻呼吸训练。有研究发现，水中呼吸运动项目可以增强老年人的呼吸肌力量。还有研究发现，水中运动康复也是训练心肺康复的一种重要模式。

水中中医运动疗法运动的实质是在神经系统的调控下，人体不同供能系统和肌群参与的活动。运动能力的大小往往取决于肺通气、气体交换、心血管功能的强弱以及所参与的肌肉的收缩能力。研究表明，运动可增强氧运输系统功能，包括气体运输加速、气体交换加速和骨骼肌的利用氧能力增强等。

有氧运动是有效、安全的心肺功能康复训练方式，水中中医运动疗法属于有氧运动范畴，可以作为心肺功能康复的训练技术加以利用。例如，水中中医运动疗法可以用于防治高血压，从干预的机制看，水中中医运动疗法可以：降低交感神经兴奋性；作用于大脑皮质和皮质下血管运动中枢，重新调整人体的血压控制，使血压稳定在较低的水平；使肌群内的血管扩张，使毛细血管的密度或数量增多，总外周阻力降低，从而有利于降低血压，尤其是舒张压；提高尿钠的排泄，相对降低血容量，从而降低过高的血压；促进体内脂质的消耗，有利于血管硬化过程的控制和延缓，从而降低外周血管阻力；有助于改善患者的情绪，从而有利于减轻血管应激水平，从而降低血压。而且，水中中医运动疗法复合训练技术在运动中的心率为最大心率的50%～70%，将水中中医运动疗法用于对患者的有氧训练是安全可靠的。

水中中医运动疗法复合训练技术中的水疗呼吸功和水疗益肺功等整套锻炼形式，是将意念控制、腹式呼吸和有针对性的形体运动技术紧密融为一体的呼吸训练技术。由于水中运动时存在静水压力的物理效应，因此水中中医运动疗法腹式呼吸方法亦被认为是一种抗阻训练法，可以有效增强膈肌等呼吸肌的力量。同时，水中中医运动疗法通过四肢的屈伸、押展、螺旋旋绕以及躯干的前俯后仰、左右折体和旋腰转脊等形体动作，不仅可以疏通经络、畅通气血，而且能够有效增加上肢和躯干等处辅助呼吸肌的力量，从而扩大胸腔容积，增大肺通气量，增强肺部气体交换能力，让机体有效吸入氧，排出更多的二氧化碳，提高人体血氧饱和度，提升负氧离子的纳入量，有效清除体内自由基，提高肺功能，增强人体免疫力和抗衰老能力。

第二节
心肺功能复合训练技术

功法一：水疗呼吸功

水疗呼吸功是在太极拳健身呼吸法的基础上，结合水环境特点创编而成的呼吸锻炼方法。太极拳健身呼吸法历史悠久，在相关太极拳著作中都有明确记载，健身养生价值极高。由于呼吸锻炼是太极拳必不可少的三大练习要素之一（调身、调息、调心），因此呼吸练习被作为太极拳入门的必修基础内容。太极拳健身呼吸法严格遵循人体生理学原理，依据人体运动与呼吸之间的基本规律，提出了形体锻炼与呼吸之间的有机配合原理：升吸降呼，开吸合呼，动息静闭，自然呼吸与腹式呼吸有机融合。

陆上太极拳的这一科学呼吸锻炼方法，对于水中太极练习同样重要，对提高水中中医运动疗法的锻炼效果提供了有益的帮助。

第一组动作

【练习方法】

动作一：中定步站立，随着吸气，两臂外旋，两掌沿身体两侧上托至章门穴高度。（图6-2-1）

动作二：随着呼气，两臂内旋，两掌沿身体两侧下按至居髎穴高度。（图6-2-2）

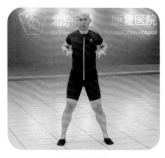
图6-2-1

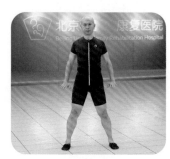
图6-2-2

动作三：随着吸气，两掌指在十宣穴引领下向两侧伸展，两臂侧举至肩关节高度；随着呼气，肩、肘、腕、指关节依次放松舒展。（图6-2-3）

动作四：随着吸气，在两拇指少商穴引领下，两臂向内合拢交叉，左臂在下，右臂在上；随着呼气，两腿微屈，松肩屈肘，两腕放松，指尖下垂。（图6-2-4）

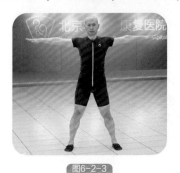 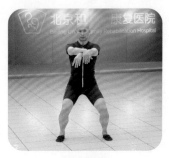

图6-2-3　　　　　　　　　图6-2-4

动作五：随着吸气，敛臀弓背，屈肘旋臂；两膝缓缓伸直，上体直立，两肘后引，两掌收至章门穴处，掌心向上。（图6-2-5）

动作六：随着呼气，两膝微屈，两掌向体前伸出，掌心向上。（图6-2-6）

动作七：随着吸气，两膝缓缓伸直，两拇指引领，两臂向外展开至侧平举；随着呼气，肩、肘、腕、指关节依次放松舒展。（图6-2-7）

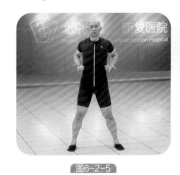 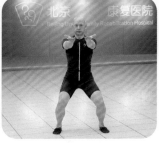 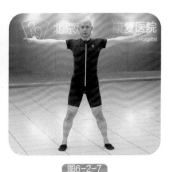

图6-2-5　　　　　　　　图6-2-6　　　　　　　　图6-2-7

动作八：随着吸气，两臂由侧平举位置继续上举，两掌心相对。（图6-2-8）

动作九：随着呼气，两膝微屈，双手五指按小指、无名指、中指、食指、拇指顺序依次握拢，拳眼向上，置于耳侧。（图6-2-9）

动作十：随着吸气，两膝缓缓伸直，双腕松垂，前臂内旋，指尖引领向左右两侧伸展两臂。（图6-2-10）

动作十一：随着呼气，肩、肘、腕、指关节依次放松舒展。（图6-2-11）

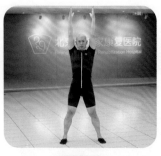

图6-2-8

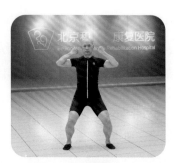

图6-2-9

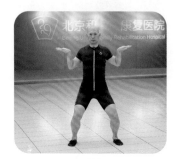

图6-2-10

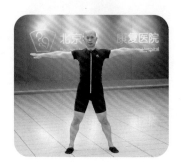

图6-2-11

【练习要点】

（1）动作与呼吸紧密配合，应根据呼吸的深浅来调整动作速度。

（2）以意导动，意动形随，意念在先，动作在后。

（3）动作应绵绵不断，势势贯穿，无有间断；姿势舒展，不用僵力。

◎康养功效

　　侧举、外展、上举等手臂动作配合深呼吸，可起到抻展胁肋，调理肝经、胆经，疏肝理气的作用。中医理论认为，"肝有邪，其气留于两腋""肝主筋"，而肌腱、韧带等结缔组织多依附或包绕在关节周围，因此通过脊椎、肩、肘、腕、指关节的屈伸、抻展、旋绕、蠕动动作，可有效刺激以上关节处的筋脉，起到调理肝经的作用。同时，手臂的外展、内收和上体的屈伸动作配合深呼吸，可提高胸廓的开合幅度，增加胸腔负压，有效提高肺泡弹性和扩张幅度，从而提高肺通气量以及血液与肺泡之间的换氧能力，这种纳清（氧气）吐浊（二氧化碳）练习对于宣肺理气、清除体内自由基具有重要作用。此外，通过脊椎蠕动还可起到调理督脉、延缓脊髓衰老、益精补脑和增强中枢神经系统功能的作用。

第二组动作

【练习方法】

动作一：随着吸气，两臂由侧平举位置上举，两掌掌心相对。（图6-2-12）

动作二：随着呼气，两膝微屈，两手五指按小指、无名指、中指、食指、拇指顺序依次握拢，拳眼向上，置于耳侧。（图6-2-13）

动作三：两膝缓缓伸直，同时顿吸3次，两拳由耳垂处经耳上举至头顶。（图6-2-14）

动作四：随着呼气，两拳变掌，两掌上托，掌指相对，上臂贴耳，同时松腰敛臀、命门后撑。（图6-2-15）

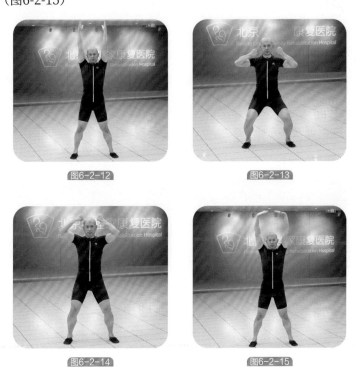

图6-2-12　　　　　　　　　图6-2-13

图6-2-14　　　　　　　　　图6-2-15

【练习要点】

（1）动作与呼吸紧密配合，应根据呼吸的深浅来调整动作速度。

（2）伴随3次顿吸，两腿伸直同时缓缓伸臂使两拳达到头顶高度；随着呼气，两拳变掌，缓缓上托，同时配合松腰敛臀、命门后撑，使躯干得到充分抻拉。

（3）可单独练习顿吸方法，配合小腹收缩与舒张动作；待顿吸熟练掌握后，再配合伸膝、展臂进行练习。

（4）两掌上托时，两膝可微屈，配合松腰敛臀、命门后撑，有意识放松胸腹。

◎康养功效

通过两掌上托、松腰敛臀、命门后撑和有意识放松胸腹动作，使躯干得到充分抻展，而躯干即为"三焦"部位，加强对躯干部位的上下对拉拔长，即可起到调理三焦、畅通脏腑气机、加强脏腑气血循环的作用。此外，顿吸后接呼气方法可增强腹部和胸廓的收缩和舒张，提高膈肌运动幅度，加强肺通气量和换氧能力，促进前列腺激素等内分泌激素的分泌，提高人体免疫力。

第三组动作

【练习方法】

动作一：随着吸气，屈膝下蹲，两前臂交叉于胸前，右臂在外，左臂在内，掌心朝外。（图6-2-16）

动作二：继续随着吸气，伸膝直立，两臂外旋翻转掌心向上，两肘后引，两掌收于章门穴处。（图6-2-17）

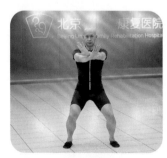
图6-2-16

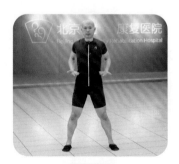
图6-2-17

动作三：随着呼气，两掌内收合于气海穴前，右手托左手，掌心向上，双手拇指对接。（图6-2-18）

动作四：随着吸气，按头、颈椎、胸椎、腰椎、骶椎顺序依次向左转体，眼神随转身沿鼻尖、左肩尖一线向后下方睁目注视。（图6-2-19）

动作五：随着呼气，按骶椎、腰椎、胸椎、颈椎顺序依次向右转体至身体向前，眼神随转体还原至向前平视。

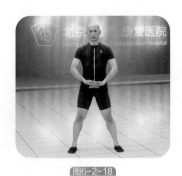 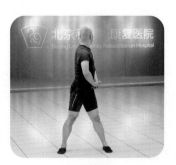

图6-2-18　　　　　　　　　图6-2-19

动作六：随着吸气，按头、颈椎、胸椎、腰椎、骶椎顺序依次向右转体，眼神随转身沿鼻尖、左肩尖一线向后下方睁目注视。（图6-2-20）

动作七：随着呼气，按骶椎、腰椎、胸椎、颈椎、顺序依次向左转体至身体向前，眼神随转体还原至向前平视。左右重复练习各3遍。

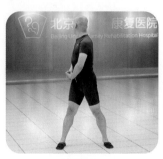

图6-2-20

【练习要点】

（1）转身后瞧时，由头颈引领，按头、颈椎、胸椎、腰椎、骶椎顺序依次向后转动，细心体会每个椎关节的扭动感；尤其注重肾俞穴和大椎穴的动感；后视时两眼尽量睁大，怒目而视。

（2）转体与呼吸密切配合，后转时吸，转至极限后注意闭气稍停一会儿；回转时呼，转正后注意闭气稍停一会儿。

（3）向后转体前，两膝稍内收，有意识控制膝关节，以腰为轴转动，待髋关节产生扭转感时停止转体。下颌始终保持内收姿态，百会穴有意识上顶，保持颈项竖直。

（4）意念在先，动作在后，转体还原时，以意导动按骶椎、腰椎、胸椎、颈椎顺序依次转体至身体向前。

◎康养功效

通过最大限度的左顾右盼（转体后瞧）动作练习，可调理"带脉"，并使脊椎各关节得到充分扭转刺激，有壮骨宜髓、提高中枢神经系统功能的作用；"肝主筋，开窍于目"，通过转颈怒目的练习，除了可锻炼颈部肌肉、肌腱、韧带外，又可使睫状肌得到张弛锻炼，对用眼疲劳或假性近视具有重要作用，还可清肝明目。

第四组动作

【练习方法】随着呼气，两手十指交叉，直臂前伸，掌心向外。同时，含胸、收腹、提肛、弓腰、弓背、屈颈，脊柱形成向后的弓形，目视前方。保持3～5个呼吸。(图6-2-21)

【练习要点】两臂前伸与腰背充分后弓动作要协调一致，对拉拔长。

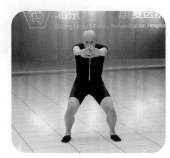

图6-2-21

◎康养功效

用力收腹、提肛、腰背反弓，使得膈肌、腹部肌群和肋间肌等呼吸肌得到锻炼。此外，收腹后形成的腹式呼吸法还可增加腹内压，改善脏腑自身气血循环和能量代谢，促进胃肠蠕动，提高脏腑机能。

第五组动作

【练习要点】

动作一：接上式，随着吸气，两腿微屈，敛臀，躯干由骶椎至头颈依次立直；两臂外旋翻转，置于胸前，左手在里，右手在外，掌心向内。目视前方。(图6-2-22)

动作二：随着呼气，两膝缓缓伸直，同时，两臂内旋，左掌经面前向上托掌，掌心向上，掌指向右，右掌经腹前向右下方按掌至居髎穴旁。目视右方。(图6-2-23)

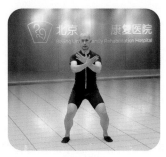

图6-2-22

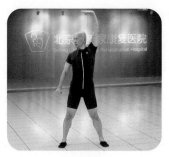

图6-2-23

动作三：随着吸气，两腿微屈，两臂外旋，左掌经面前下落，右掌经腹前上举，两臂合于胸前，右手在里，左手在外，掌心向内。目视前方。（图6-2-24）

动作四：随着呼气，两膝缓缓伸直，同时，两臂内旋，右掌经面前向上托掌，掌心向上，掌指向左，左掌经腹前向左下方按掌至居髎穴旁。目视左方。（图6-2-25）

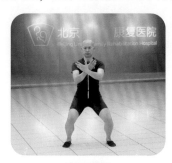
图6-2-24

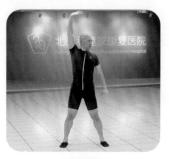
图6-2-25

动作一至动作四可重复练习3遍。

动作五：随着吸气，两膝微屈，右臂下落，两臂交叉于胸前，掌心向下。（图6-2-26）

动作六：继续随着吸气，两膝伸直，两臂分开，两肘由体侧后引，两手收至章门穴处，掌心向上。（图6-2-27）

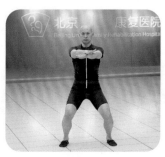
图6-2-26

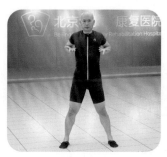
图6-2-27

动作七：随着呼气，两臂内旋翻转掌心向下，两掌按至居髎穴旁。（图6-2-28）

【练习要点】

（1）两掌上托下按时，有意识保持头正颈直，上托之掌垂直上举，下按之掌垂直下按，两臂上下用力均衡。

（2）上举之臂不能垂直上举，原因多为肩关节柔韧性较差，因此，平日需多做肩关节外展、内旋、外旋、压肩练习，提高肩关节周围组织柔韧性。

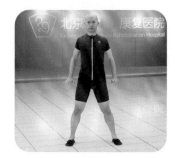
图6-2-28

◎康养功效

左右两臂上举下按，其健身机理在于"调理脾胃"，正符合八段锦"调理脾胃需单举"之意。在躯干保持正直的情况下，一侧手垂直上举，另一侧手垂直下按，上下对拉产生的作用力中心正好是躯干的中心位置，此处正是胃体部位所在，对胃体具有柔和缓慢的按摩作用，可增强胃肠蠕动能力，促进胃液分泌和提高对营养物质的消化、吸收、转运以及排泄能力，提高人体新陈代谢能力。

第六组动作

【练习方法】

动作一：自然呼吸，两膝微屈，屈臂置于胸前，手腕放松，指尖松垂；借助髋关节和膝关节的屈伸动作，使上体产生上下震颤。（图6-2-29）

动作二：随着吸气，由两掌指十宣穴引领，两臂侧举至与肩关节同高。（图6-2-30）

动作三：随着呼气，两膝微屈，两腕放松，指尖松垂，目视前方。（图6-2-31）

动作四：自然呼吸，上体直立，以百会和会阴两穴连线为纵轴，腰部左右转动，同时两髋随之自然摆动，带动尾闾部位产生摇摆；随着腰臀摆动幅度的增加，可带动后背、颈部自然摆动。

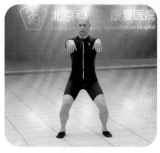
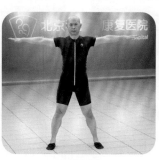
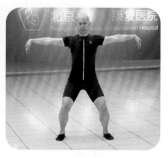

图6-2-29　　　　　图6-2-30　　　　　图6-2-31

【练习要点】身体左右摆动或上下震颤需与呼吸密切配合，摆动或震颤的幅度和频率以自我感觉放松、顺畅、舒服为标准。

◎康养功效

通过腰部、尾闾、髋部的左右摆动以及身体的上下震颤，可使脊椎关节及肩、肘、腕关节得到充分放松，调理膈肌与深层小肌肉群。

收势 捧气灌顶

练习方法与练习要点同水疗关节功收势捧气灌顶。

功法二：水疗益肺功

水疗益肺功是遵循中华传统医学的脏腑学说、经络学说和精气神学说等基本理论，依据解剖学、生理学和运动医学等学科知识创编而成的以提高肺功能为主要目的的水中中医运动疗法。

该功法将形体运动与呼吸锻炼有机融合在一起，以求提高呼吸肌力量。功法突出体现了升开为吸、降合为呼和定势悬息的特点。例如，向上运动和向外伸展时吸气，向下运动和向内收缩时呼气，做到升吸降呼、开吸合呼。再如，躯干后仰时吸气，躯干前屈时呼气，躯干直立时吸气，躯干左右折体时呼气，旋腰转脊时呼气，等等。通过以上形体运动与呼吸调节的规律性练习，可以增强膈肌、肋间肌、腹壁肌、胸部肌群、背肌等呼吸肌力量，提高人体肺活量及肺泡的换氧能力，增强肺功能。

该套功法除了可以有效提高肺功能外，通过头颈、躯干和四肢大幅度的屈伸抻展及螺旋缠绕技术，以及独立支撑、左右对称的训练方式，还可显著改善躯干和四肢的肌肉力量和耐力，增强脊椎、肩、肘、腕、髋、膝、踝等关节的柔韧性，增大活动度，提高平衡性和协调性。

第一式 紫气东升

【练习方法】

动作一：中定步站立，随着吸气，两臂沿身体两侧缓缓上举，待两臂与肩平齐的时候，两臂外旋，翻转掌心向上合抱，举至斜上方，两手掌心向内，劳宫穴相对。（图6-2-32）

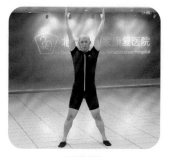

图6-2-32

动作二：随着呼气，屈肘下按，两掌经面部、胸部按至腹前，与关元穴同高，两肘微屈，掌心向下，手指相对，相距约10厘米，腋下留空。（图6-2-33）然后，两肩胛内收，两臂外展，松腕舒指，十指松垂于体侧，目视前方。（图6-2-34）

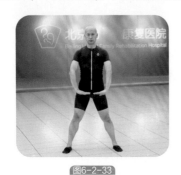
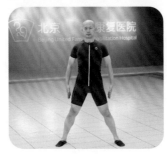

图6-2-33　　　　　　　　　　图6-2-34

【练习次数】重复练习动作一至动作二4遍。

【练习要点】

（1）两臂上举时，遵循"根节起，中节随，梢节追"原则，沿肩、肘、腕、掌顺序，依次虚腋、沉肩、提肘、悬腕、展掌，两臂缓缓侧举。

（2）屈肘下按时，亦遵循"根节起，中节随，梢节追"原则，沿肩、肘、腕、掌顺序，依次沉肩、坠肘、塌腕、按掌，两臂缓缓下沉。

（3）意动形随，意为先导。遵循"意不动，形不动；意微动，形相随"原则，要求意念在先，动作在后，未起心动念时，身心保持松静自然状态，调匀呼吸，待意识发出指令时，两臂随之缓缓运动。

（4）动息相随，以息为准。通俗的解释是，动作要与呼吸紧密配合，动作的运动速度快慢，要以本人的呼吸深浅为标准，呼吸深则动作慢，呼吸浅则动作快，因人而异，不求相同。本式动作中，吸气时两臂侧举，呼气时屈肘沉按。

（5）屈肘按掌时，保持沉肩坠肘、竖项提顶、百会虚领，有一种上下对拉拔长的感觉，充分体现阴阳平衡。

◎康养功效

在呼吸调节方面，紫气东升采用的是逆腹式呼吸法，强调在举臂时随着吸气胸廓扩展，同时要用力收腹、提肛、缩肚脐，使得膈肌、腹部肌群和肋间肌等呼吸肌得到锻炼。此外，逆腹式呼吸法还可增加腹内压，改善脏腑自身气血循环和能量代谢，促进胃肠蠕动，提高脏腑机能。

紫气东升首先是对脊柱的顺位锻炼，整个动作过程都要求头正颈直，百会上领，沉肩坠肘，舒胸拔背。两臂上举、下按时，都要求左右对称平衡。这些基本要求不仅可以平衡腰背两侧的肌张力，还可以使脊柱产生垂直对拉拔长的感觉，从而使整个腰背部和脊柱的关节、肌肉、肌腱、神经、血管顺位，疏通经络，活血化瘀，对于防治颈肩痛、腰背酸软、腰腿酸痛等疾病具有重要康养价值。

通过两手采气、导气濡养等意念导引活动，用一念代万念之法，快速排除杂念，可以诱导大脑皮层迅速进入放松愉悦的状态，并改善自主神经系统机能，有利于抑制交感神经的过度兴奋，并提高副交感神经的兴奋性，改善脏腑机能，进而逐步增强人体免疫力和自愈力，康养价值显著。

第二式 乾坤交泰

【练习方法】

动作一：中定步站立，屈膝下蹲，两臂侧平举，百会虚领，两掌下落拢气合手于腹前，与关元穴同高，十指相对，约距10厘米，掌心向上。目视前方。（图6-2-35）

动作二：随着吸气，两掌上托，待托至胸部膻中穴高度后，两臂内旋上撑，两手虎口处经过耳部外侧向上托举，两臂微屈，十指相对，掌心向上。目视前方。（图6-2-36）

动作三：随着呼气，松胯屈膝下蹲，两臂侧分，垂肩，坠肘，塌腕，按掌至与肩平。目视前方。（图6-2-37）

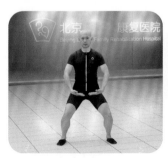
图6-2-35

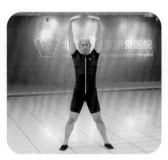
图6-2-36

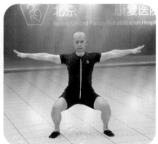
图6-2-37

【练习次数】重复练习动作一至动作三4遍。

【练习要点】

（1）动息相随，动缓息长。吸气时，旋臂上撑，撑掌结束时悬息微停；呼气时，两掌沉按。

（2）上下相随，伸膝托掌，屈膝按掌，速度均匀。

（3）两手虎口经耳部外侧上举托掌，竖项提顶，脊柱拔伸。

（4）屈膝下蹲时，膝不过脚尖，微微塌腰翘臀。

◎康养功效

松胯屈膝下蹲配合两掌下按动作，可以有效锻炼股四头肌、腰背肌和臀部肌群的力量。现代医学常把大腿的股四头肌称为人类的第二心脏，对于促进循环系统机能至关重要。此外，屈膝下蹲练习还可有效锻炼腰背部、腹部、臀部、骨盆底部等处的肌群（人体核心力量的关键部位），对于增强腰背和腹部力量、提高人体平衡能力、预防肌肉萎缩、保护脊柱、预防老年人骨质疏松等方面，都具有重要的康养价值。

通过两手托天动作，可以充分牵拉躯干，从而增强对躯干内五脏六腑的悬吊和牵拉感，起到通经活络、畅通气血的作用，还可以有效牵拉刺激脊柱，从而提高脊髓活性，延缓脊髓衰老，增强神经系统功能。

第三式 潜龙出海

以左式动作为例，右式动作方法相同，唯左右相反。

【练习方法】

动作一：中定步站立，随着吸气，两手握拳抱于腰间，拳心向上，挺胸展腹，两肘后夹，目视前方。（图6-2-38）

动作二：随着呼气，两腿膝关节尽量保持固定，依次旋腰转脊，旋颈。左拳变掌向右前伸展到极限，掌心向上。同时，下颌微收，目随手动，向左转头，眼睛沿着指尖方向极目远望。（图6-2-39）

动作三：随着吸气，身体左转至胸部正向前。同时，左手掌心轻贴右耳，经脑后，立掌置于左肩前，拇指对准云门穴，展肩扩胸，目视前方。（图6-2-40）

动作四：随着呼气，向左弧形推掌，左臂微屈，手腕与肩平，塌腕翘掌，掌指向上，掌心侧向前，力达掌根。同时，下颌微收，目随手动，眼神掠过左手中指尖上方极目远望，微停片刻。（图6-2-41）

【练习次数】重复练习左式动作和右式动作各2遍。

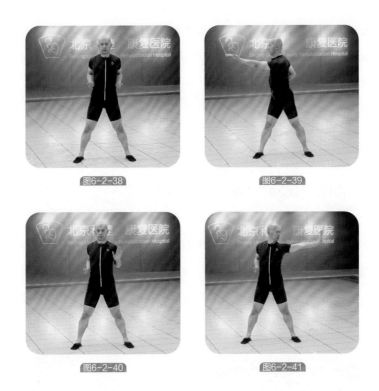

图6-2-38　　　　　　　　　　　图6-2-39

图6-2-40　　　　　　　　　　　图6-2-41

【练习要点】

（1）旋腰转脊，以腰带臂，脊柱由下至上，节节扭转，使腰腹和脊柱得到有效刺激和调理。

（2）旋腰转脊时，尽量锁定两膝，避免过大的内旋和外旋，保护膝关节。

（3）掌抚脑后时，注意保持身体中正，竖项提顶，展肩扩胸。

（4）伸臂侧推时，沉肩、坠肘，手掌弧形推出，力达掌根。

（5）动息相随，屈肘抱拳时吸气，旋腰穿掌时呼气，掌抱昆仑时吸气，转头侧推时呼气。

◎康养功效

潜龙出海的康养功效，一方面可以有效增加呼吸肌固有肌群的力量，使得膈肌、肋间肌、腹内斜肌、腹外斜肌、菱形肌等得到有效锻炼和提高。另一方面，展肩扩胸和屈肘抱拳动作，可以有效刺激肩胛内侧的夹脊穴，起到疏肝理气的保健效果。此外，通过旋腰转脊、转头侧推等技术练习，可以增加腰腹部肌肉的力量，提高腰椎、胸椎、颈椎柔韧性和关节活动幅度，调理小关节紊乱，可以有效防治颈椎病、肩周炎、腰背疼痛、腿痛等不适症状。

中医理论认为"腰为肾之府""肾主骨生髓",大幅度的旋腰转脊锻炼,有利于疏通督脉、膀胱经和带脉,舒经通络,畅通气血,壮骨生髓,强腰固肾,对于脊柱保健和延缓脊柱衰老具有重要意义。

第四式 金狮揉球

以左式动作为例,右式动作方法相同,唯左右相反。

【练习方法】

动作一:中定步站立,屈膝下蹲,身体右转,同时两臂右摆至身体右侧呈抱球状,目视两手之间。(图6-2-42)

动作二:重心左移,伸膝直立,腰部先微微向左后方旋转,紧接着顺势右转,展胸挺腰,两臂上举,两手仍呈抱球状举至头部上方,微微仰头,目视两手之间。(图6-2-43)

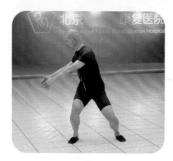
图6-2-42

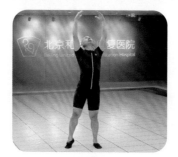
图6-2-43

动作三:随着呼气,松胯屈膝,重心渐渐左移,左七右三,左髋关节向左顶髋,右腿外旋至右脚尖朝向右方,右髋关节内收亦左顶髋。同时,躯干保持面向前方,向右慢慢折体,待躯干侧倾至与水平面呈45°夹角时停止,脊柱呈"C"形。右臂约成水平,手心向上,左上臂贴近左耳,手心向下,两掌心相对,目视两手之间。(图6-2-44)

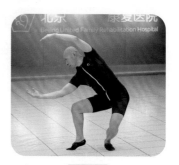
图6-2-44

动作四:随着吸气,伸膝直立,腰部先微微向右后方旋转,紧接顺势左转,展胸挺腰,两臂上举,两手仍呈抱球状举至头部上方,微微仰头,目视两手之间。

【练习次数】重复练习左式动作和右式动作各2遍。

【练习要点】

（1）动息相随，动缓息长。吸气时，收脚摆臂；呼气时，开胯折体；吸气时，旋腰举臂；呼气时，开步摆臂。

（2）上下相随，开左步时右摆臂，开右步时左摆臂，起身时举臂，开胯屈膝时落臂。

（3）旋腰转脊，以腰带臂。旋腰举臂时，脊柱由下至上，节节向上拔伸；开胯折体时，先折体再摆臂。

（4）左右顶髋时，支撑腿先松胯屈膝，后顶髋；另一腿先外旋碾脚，再收髋。

◎康养功效

通过旋腰转脊、左右折体锻炼，可使膈肌、肋间外肌与肋间内肌得到充分锻炼。膈肌、肋间内肌与肋间外肌是呼吸肌的重要组成部分，通过加强锻炼，可有效增强呼吸肌力量，从而提高肺功能。

金狮揉球技术中的旋腰转脊和左右折体的锻炼功效，首先在于调理脊柱，有利于脊椎各个生理弯曲和各个关节的自然顺位，刺激脊髓，提高中枢神经系统和周围神经系统的活性和生理机能，从而延缓神经系统衰老。

从传统医学角度看，旋腰转脊动作可起到调理带脉、督脉、任脉、膀胱经的作用。开胯、顶髋、挥臂、折体动作，可使躯干两侧的胁肋部和腿部外侧得到有效抻拉，从而刺激调理肝经和胆经，具有疏肝理气之康养功效。

此外，《黄帝内经》中有记载"脾有邪，其气留于两髀"，意思是说当人的脾胃有疾时，很容易在腹股沟与髋关节等处产生一些不良反应，如酸痛、麻胀、刺痛等现象，通过旋髋、收髋与顶髋的练习，可以有效调理该部位，产生通经活络、调畅气血之功效。

第五式 丹凤朝阳

以左式动作为例，右式动作方法相同，唯左右相反。

【练习方法】

动作一：中定步站立，屈膝下蹲，两臂侧平举。随着吸气，两手于体前外旋上托，

手与肩同高，两手间距离与肩同宽。(图6-2-45)

动作二：随着呼气，重心左移，右腿经左腿向斜后方45°叉步，脚尖点地，脚跟提起，同时身体微微左转，两手内旋后摆，目视左手方向，展肩扩胸。(图6-2-46)

动作三：随着吸气，保持叉步不变，两手先侧展，后上举，最后于头部左右上方抖腕撑掌，两臂形成饱满的弧形，十指相对，目视两手之间。(图6-2-47)

动作四：随着呼气，保持叉步不变，按沉肩、坠肘、塌腕、按掌顺序，两臂缓缓沿左右两侧分开下落，与肩同高，目视前方。(图6-2-48)

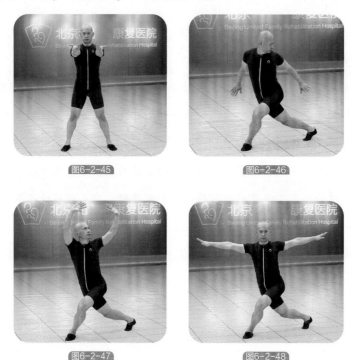

图6-2-45　　　　　　　　　　图6-2-46

图6-2-47　　　　　　　　　　图6-2-48

【练习次数】重复练习左式动作和右式动作各2遍。

【练习要点】

(1) 动息相随，动缓息长。吸气时，松胯开步，旋臂托掌；呼气时，叉步后摆；吸气时，振臂抖腕，翘首望月；呼气时，两臂侧分。

(2) 两臂内旋后摆要充分，振臂抖腕要形成饱满的弧形，躯干保持中正。

(3) 以腰带臂，眼随手动。

(4) 叉步托掌上望时，悬息，微微停顿片刻。

◎康养功效

现代医学知识告诉我们，膈肌、肋间肌、腹壁肌、胸部肌群、背肌是呼吸肌的重要组成部分。该式动作，伴随吸气，通过收腹、提肛、缩肚脐动作可使膈肌、肋间外肌得到强有力的刺激。胸廓的充分开合和振臂抖腕亦可以锻炼肋间肌和胸部肌群。通过旋腰转脊可以使一侧肋间肌得到最大限度的拉伸，通过左右旋腰转脊动作练习，可有效刺激锻炼背部肌群，并使脊柱各个关节得到有效地旋拧，纠正人体脊柱的畸形，增进中枢神经系统的健康。

第六式 游龙戏水

【练习方法】

动作一：中定步站立，屈膝下蹲，两臂先侧平举后内收置于胸前，高度与膻中穴同高，掌心向下。（图6-2-49）

动作二：随着吸气，重心左移，向左旋腰，带动两臂左摆。左肩胛骨内收，左臂屈肘向后摆动，掌心向下；同时，右肩胛骨外展，右臂前伸左摆至左前方45°，掌心向下，目视左前方。（图6-2-50）

动作三：随着呼气，重心右移，向右旋腰，带动两臂右摆。右肩胛骨内收，右臂屈肘向后摆动，掌心向下；同时，左肩胛骨外展，左臂前伸右摆至右前方45°，掌心向下。目视右前方。（图6-2-51）

【练习次数】重复练习4遍。

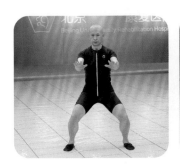
图6-2-49

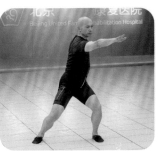
图6-2-50

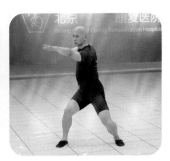
图6-2-51

【练习要点】

（1）动息相随，动缓息长。吸气时，两臂上掤；呼气时，松胯沉按；吸气时，旋腰左摆；呼气时，旋腰右摆。

（2）旋腰转脊，以腰带臂。以百会穴和会阴穴为纵轴，身体保持中正，躯干沿该轴旋腰转脊，同时带动两臂左右摆动。

◎康养功效

中医经典著作《黄帝内经》中早已明确指出："骨正筋柔，气血以流。"游龙戏水的左右旋腰和脊柱蠕动练习，可以改善脊柱的僵直和腰背部软组织劳损，可以帮助改善脊椎生理弯曲和腰背部两侧肌张力平衡，从而缓解或消除颈、肩、腰、背、腿疼痛。

两臂左右摆动时采取肩胛内收与外展的交替练习，不仅可以刺激人体较难锻炼到的肩胛内侧部位，也可增加胸椎的左右旋转幅度，有利于胸椎和胸廓保健。

两臂左右交替摆动，还可增加肩关节的活动范围，可以活血化瘀，松解粘连，对于防治肩周炎、颈椎病、肩背筋膜炎等病症具有显著康养功效。

第七式 仙姑献瑞

以左式动作为例，右式动作方法相同，唯方向相反。

【练习方法】

动作一：中定步站立，随着吸气，两臂前举至两手与肩同高，两手劳宫穴相对，大拇指微微上翘。（图6-2-52）

动作二：继续吸气，展肩扩胸，两臂内旋外分至两侧，腕关节略高于肩关节，两掌心向外。（图6-2-53）

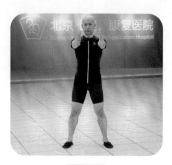

图6-2-52

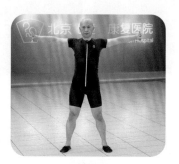

图6-2-53

动作三：随着呼气，两手垂按于髋关节外侧，与髋同高，掌心向下，手指向外，目视前方。（图6-2-54）

动作四：随着吸气，重心移至左腿，右腿提膝，大腿高于水平面。两臂外旋内收，两手并拢上托，神门穴相靠，掌心朝上，目视前方。（图6-2-55）

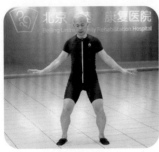
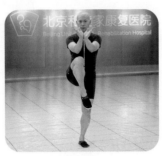

图6-2-54

图6-2-55

动作五：随着呼气，右脚下落还原成三体步，两臂左右平分至身体两侧，与肩同高，掌心向上，手指朝外。（图6-2-56）

动作六：随着吸气，沉肩，坠肘，展肩扩胸，两臂先松沉下落，再向后，然后内旋向上弧形摆臂，掌心向下，手指向外，目视前方。（图6-2-57）

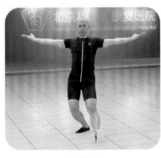
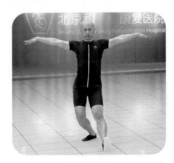

图6-2-56

图6-2-57

【练习次数】重复练习左式动作和右式动作各2遍。

【练习要点】

（1）两臂内旋侧分时，按展肩、扩胸、屈肘、塌腕、分掌顺序，节节外展。

（2）后坐按掌时，遵循"根节起，中节随，梢节追"原则，按沉肩、坠肘、塌腕、按掌顺序，两掌沉按。

（3）独立托掌时，上下相随。伴随伸膝直立，合手托掌，独立提膝，托掌与提膝同步进行。

（4）旋臂沉肩时，遵循"根节起，中节随，梢节追"原则，先沉肩，再坠肘，后旋腕上提，整个动作连贯圆活，节节贯串。意念如大鹏展翅一般。

（5）动息相随，动缓息长。该式动作中，吸气时，旋腰举臂，内旋平分；呼气时，翘脚按掌；吸气时，提膝托掌；呼气时，撤步分掌；吸气时，旋臂沉肩；呼气时，身起手落。

◎康养功效

现代解剖学和生理学知识告诉我们，独立提膝的动作不仅可以增强支撑腿的力量和稳定性，而且可以有效提高腹部肌肉力量，而腹内斜肌、腹外斜肌等腹壁肌群是呼吸肌群的重要组成部分，因此通过本式左右独立提膝练习，有利于提高练习者的呼吸机能。

此外，通过两臂的内旋外撑、松沉按掌、外旋托掌、肩胛旋绕、旋臂提腕等一系列动作，可以有效促进膈肌、肋间内肌、肋间外肌、背部肌等呼吸肌群的收缩和扩张，改善肺功能。通过两侧肩胛的上旋、下旋、内收、外展锻炼，配合肩关节的旋动，可以促进颈、肩、背部的气血循环，有利于防治颈椎病、肩背筋膜炎、肩周炎等病症。

从中医学视角看，两臂前起、大拇指翘起、两臂内旋外分和展肩扩胸等动作，可以有效调理肺经，对于防治肺部病症具有一定的康养功效。

第八式 鹤翔九霄

以左式动作为例，右式动作方法相同，唯方向相反。

【练习方法】

动作一：中定步站立，随着吸气，百会上领，两脚跟提起，躯干正直，两手勾手侧举，手腕高度与耳朵平齐，转头目视左勾手方向。（图6-2-58）

动作二：随着呼气，松胯屈膝下蹲，两勾手变掌，按肩、肘、腕、手顺序，依次向下落手拢气，合抱于腹前，掌心向上，十指相对，指尖距离约10厘米，目视前下方。（图6-2-59）

动作三：随着吸气，重心渐渐移至右腿，伸膝直立，左腿提膝，膝关节高于水平面，成右金鸡独立势。同时，两臂经身体侧方上举至头部上方，手腕相靠，手心向外，两手呈喇叭口状，目视前方。（图6-2-60）

动作四：随着呼气，还原成中定步。目视前方。

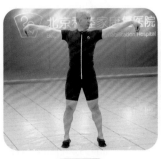
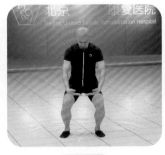
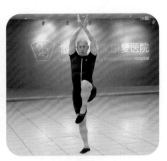

图6-2-58　　　　　　　　　　图6-2-59　　　　　　　　　　图6-2-60

【练习次数】重复练习左式动作和右式动作各2遍。

【练习要点】

（1）提踵勾手时，上下相随。伴随伸膝、提踵直立动作，两手经身体侧方勾手上提，目视侧方。伴随松胯屈膝动作，两臂按肩、肘、腕、手顺序，依次向下落手拢气，合抱于腹前。

（2）独立上举时，以臂带腿。随着伸膝直立成金鸡独立势，进行举臂提膝，举臂在先，提膝在后。

（3）独立举臂时，遵循"根节起，中节随，梢节追"原则，按沉肩、坠肘、提腕、举臂顺序，两臂缓缓上举。

（4）屈膝合手时，亦遵循"根节起，中节随，梢节追"原则，先沉肩，再坠肘，后塌腕，合手拢气，动作连贯圆活，节节贯串。意念如仙鹤展翅，遨游九霄之意境。

（5）动息相随，动缓息长。该式动作中，吸气时，提踵勾手；呼气时，屈膝合手；吸气时，提膝举臂；呼气时，还原。

◎康养功效

通过手臂的外展、内收、举臂、下落等一系列升降开合大幅度动作可以增强肋间肌、膈肌等呼吸肌力量，扩大胸腔容积，提高肺功能。

通过绷脚提膝和独立支撑练习，不仅可以增强腿部力量，提高平衡能力以及大脑对四肢的支配能力，而且可有效刺激腹部肌群收缩力，增强呼吸肌力量。

通过反复的提踵练习，可使足部、小腿、大腿、臀部、腰背等处肌肉得到强有力的锻炼，纠正脊柱生理异常，使腰背更加协调，还可以调理肾经和膀胱经，使周身气血循环更加通畅。

第九式 排山倒海

【练习方法】

动作一：中定步站立，合掌于胸前，劳宫穴与膻中穴同高，掌心相对，掌指向上，两掌相距约15厘米，目视前方。（图6-2-61）

动作二：随着吸气，展肩扩胸，两掌左右分开，掌心仍相对，目视前方。（图6-2-62）

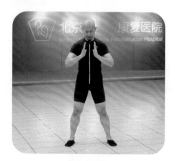
图6-2-61

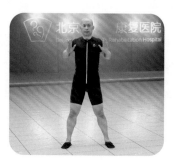
图6-2-62

动作三：随着呼气，两掌向前推出，五指撑开，塌腕翘指，掌心向前，目视前方，势如排山倒海。（图6-2-63）

动作四：随着吸气，两手松腕落掌，两臂缓缓向左右两侧平分，掌心向下，掌指向外；然后，伴随两脚提踵，两手塌腕翘指，两臂缓缓上举，使两手腕达耳朵高度即止，目视前方，势如凌空展翅。（图6-2-64）

动作五：随着呼气，落踵平踏，两臂按肩、肘、腕顺序，缓缓下落，两手松垂体侧，目视前方，势如平沙落雁。（图6-2-65）

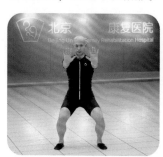
图6-2-63

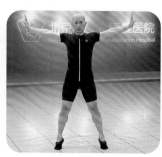
图6-2-64

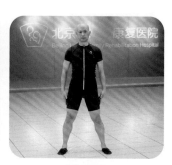
图6-2-65

【练习次数】重复练习共4遍。

【练习要点】

(1) 展肩扩胸时，竖项提顶，沉肩坠肘，两手分开至两肩前，两掌心相对。

(2) 两掌前推时，手指撑开，力达掌根，肩胛外展，肩背后撑，形成前后对拉拔长之势。

(3) 提踵与举臂，落踵与按掌，上下相随。前者，举臂在先，提踵在后；后者，落踵在先，按掌在后。

(4) 动息相随，动缓息长。该式动作中，吸气时，两臂前举；呼气时，屈肘合掌；吸气时，展肩扩胸；呼气时，两掌前推；吸气时，提踵举臂；呼气时，落踵按掌。

◎康养功效

通过展肩扩胸、前推后撑、提踵举臂、落踵按掌等技术动作，可提高胸廓的开合幅度，增强膈肌、肋间肌、背部肌群等呼吸肌力量，改善肺功能。

通过捧气、拢气和沉气等意念导引法，不仅有助于调匀呼吸，而且可使精神内敛，气定神闲，起到安神定志的康养功效。

主要参考文献

[1] 孙广仁，郑洪新 . 中医基础理论 [M]. 北京：中国中医药出版社，2012.

[2] 王旭东 . 中医养生康复学 [M]. 北京：中国中医药出版社，2012.

[3] 李永昌 . 中国按摩术 [M]. 合肥：安徽科学技术出版社，1988.

[4] 张广德 . 导引养生学 [M]. 北京：北京体育大学出版社，1993.

[5] 王晓军 . 中医运动处方理论及其治疗个案研究 [M]. 北京：北京体育大学出版社，2013.

[6] 邱丕相 . 中国传统体育养生学 [M]. 北京：人民体育出版社，2007.

[7] 刘天君 . 中医气功学 [M]. 北京：中国中医药出版社，2013.

[8] 丁光迪 . 诸病源候论校注 [M]. 北京：人民卫生出版社，2013.

[9] 励建安，黄晓琳 . 康复医学 [M]. 北京：人民卫生出版社，2018.

[10] 许光旭 . 实用脊髓损伤康复学 [M]. 北京：人民军医出版社，2018.

[11] 于兑生，恽晓平 . 运动疗法与作业疗法 [M]. 北京：华夏出版社，2018.

[12] 纪树荣 . 运动疗法技术学 [M]. 北京：华夏出版社，2019.

[13] 陈之罡，李惠兰 . 中国传统康复治疗学 [M]. 北京：华夏出版社，2013.

[14] 曲绵域，于长隆 . 实用运动医学 [M].4版 . 北京：北京大学医学出版社，2003.

[15] 运动康复技术编写组 . 运动康复技术 [M]. 北京：北京体育大学出版社，2016.

[16] Bruce E.Becker，Andrew J.Cole. 综合水疗学 [M]. 黄东锋，李建新，王宁华，等译 . 北京：金盾出版社，2015.

[17] 美国运动医学学会 .ACSM 运动测试与运动处方指南（第十版）[M]. 王正珍等译 . 北京：北京体育大学出版社，2019.

[18] 运动生理学编写组 . 运动生理学 [M]. 北京：人民体育出版社，2003.

[19] 运动解剖学编写组 . 运动解剖学 [M]. 北京：人民体育出版社，2010.

[20] 王晓军 . 寿城吸氧操 [M]. 北京：北京体育大学出版社，2019.

[21] 王晓军 . 易筋壮骨功 [M]. 北京：北京体育大学出版社，2019.

[22] Becker B E. Aquatic Therapy：Scientific Foundations and Clinical Rehabilitation Applications[J]. Literature Review in PM&R, 2009, 1(9)：859-872.

[23] Li Fuzhong, Harmer P, Mack K A, et al.Tai Chi：Moving for Better Balance—Development of a Community-Based Falls Prevention Program[J]. Journal of Physical Activity and Health, 2008, 5：445-455.

[24] Mcnamara R J, Mckeough Z J, Mckenzie D K, et al.Water-based exercise training for chronic obstructive pulmonary disease[J]. Cochrane Database of Systematic Reviews, 2013, 12：1-38.

[25] Liu XiaoLei, Chen Shihui, Wang Yongtai.Effects of Health Qigong Exercises on Relieving Symptoms of Parkinson's Disease[J].Hindawi Publishing Corporation Evidence-Based Complementary and Alternative Medicine, 2016：1-11.

近年来，水中运动康复治疗在国际康复治疗界迅猛发展，因其遵循循证医学和ICF（国际功能、残疾和健康分类）标准，同时拥有舒适的体验和良好的疗效，深得医疗康复、养老护理、特殊教育、温泉康养等多个领域专家的认可。在诸多欧美国家，如美国、英国、瑞士、荷兰、德国、法国、西班牙等，水中运动康复治疗均已成为康复治疗的重要手段，80%以上的医疗机构都配备水中康复科。与欧美相比，我国在水中运动康复治疗方面的应用还较薄弱。基于此，国际水中康复协会中国分会（IATA-CHINA）竭诚与志同道合者紧密合作，力争在国际水中运动康复理论与技术方面贡献更多中国人的智慧和力量。

国际社会公认，中国是世界上最早运用运动疗法的国家，而且传统运动疗法本身就是中医学防治疾病的重要手段。在2020年新型冠状病毒肺炎疫情的防控和治疗过程中，由国家卫生健康委员会和国家中医药管理局两部门联合印发的《新型冠状病毒肺炎恢复期中医康复指导建议（试行）》中，专门列出传统功法一节，并将太极拳、八段锦等传统运动疗法作为新型冠状病毒肺炎康复运动处方的重要内容列出，足以说明传统运动疗法的科学性和实效性。

此外，纵观国际水中运动康复四大技术体系的 Ai Chi 和 Watsu，无一不是源于中医。作为中医运动疗法的发源地，为国际水中运动康复事业贡献中国人的智慧，我们责无旁贷，这是我们与王晓军教授共同拥有的理想和追求。

水中中医运动疗法是在理论与实践相结合、中西医疗法兼收并蓄的基础上，开辟的一条属于中国原创的创新之路。真诚地期待水中中医运动疗法充分发挥中西医结合优势，早日成为国际水中运动康复领域独具特色的运动疗法，为人类健康贡献更多力量。

谨以此文致谢王晓军教授开创水中中医运动疗法所付出的努力和心血！

张婷

国际水中康复协会中国分会（IATA-CHINA）秘书长